La reproduction sociale de santé

Inégalités de santé :
responsabilité individuelle ou destinée sociale ?

Sciences et Société

---

fondée par Alain Fuchs et Dominique Desjeux
et dirigée par Bruno Péquignot

Dernières parutions

Jean-Luc MATHIEU, *Prévention : quels enjeux de Santé publique ! Analyse de politiques publiques*, 2018.
Jacques JAFFELIN, *Théorie de l'information générale ou la « quatrième vexation »*, 2018.
Claudine PÉREZ-DIAZ, *Sciences et action publique : un mariage fécond. L'exemple de l'alcool au volant*, 2017.
Philippe SALIGNAC, Les espaces du travail, *Prévention et santé au travail,* 2017
Gérard ALLAN, *Points de vue thermodynamiques sur notre quotidien, Société et thermodynamique*, 2016.
Xavier MOREAU, *Vieillissement et vulnérabilité, Comment rendre moins difficile le retour de la vulnérabilité*, 2016.
Jacques JAFFELIN, *Où va la civilisation ? Ethique pour un monde humain réconcilié avec ce dont il est issu*, 2015.
Anne CHATEAU et Odile PIQUEREZ, *Le syndrome d'Angelman. Parcours de vie des adultes*, 2015.
Anne CHATEAU, *Le syndrome d'Angelman. Regard sur une maladie neurogénétique rare*, 2013.
Laurence BRIOIS VILMONT, *L'imagerie médicale. La fabrique d'un nouveau malade imaginaire*, 2013.
Olivier NKULU KABAMBA, *L'assistance médicalisée pour mourir. Les soignants face à l'humanisation de la mort*, 2013.
Jean-Pierre BENEZECH, *Une éthique pour le malade. Pour dépasser les concepts d'autonomie et de vulnérabilité*, 2013.
Suzy COLLIN-ZAHN et Christiane VILAIN, *Quelle est notre place dans l'univers ? Dialogues sur la cosmologie moderne*, 2012.
Blanchard MAKANGA, *Nature, technosciences et rationalité. Le triptyque du bon sens*, 2012.
Béatrice GRANDORDY, *Charles Darwin et « l'évolution » dans les arts plastiques de 1859-1914,* 2012.

Nicolas Tanti-Hardouin

La reproduction sociale de santé

Inégalités de santé :
responsabilité individuelle ou destinée sociale ?

L'Harmattan

Du même auteur

Economie de la santé,
coll. « U », Armand Colin, 1994.

L'Hospitalisation privée en France : crise identitaire et mutation sectorielle,
Les Etudes de la Documentation française, 1996.

(en collaboration)
Dictionnaire d'économie sanitaire et sociale,
Foucher, 2003.

La santé en France : radioscopie d'un système,
coll. « Points de départ », Foucher, 2011.

Aux origines de l'Economie de la santé,
Ellipses, 2011.

La liberté au risque de la santé publique,
coll. « Médecine & Sciences humaines »,
Les Belles Lettres, 2013.

Les nouvelles figures du patient,
coll. « Ethique et pratiques médicales », L'Harmattan, 2014.

Santé et grande pauvreté. L'exclusion par le soin des populations roms,
coll. « Questions contemporaines », L'Harmattan, 2016.

La santé à deux vitesses. Crise économique et soins, les liaisons dangereuses,
Editions Libre et Solidaire, 2017

5-7, rue de l'Ecole-Polytechnique, 75005 Paris
http://www.editions-harmattan.fr
ISBN : 978-2-343-18701-3
EAN : 9782343187013

CHAPITRE INTRODUCTIF
ÉGALITÉ DES CHANCES EN SANTÉ OU REPRODUCTION SOCIALE DE LA SANTÉ

Au fond qu'est-ce que la bonne santé ?

Claude Leriche parlait voilà quelques années du fameux « silence des organes », c'est-à-dire ne rien sentir de désagréable, de douloureux d'incommodant, d'impur sur sa peau. La clinique apprend au praticien que la bonne santé est retrouvée à la fin de l'épisode morbide et lorsqu'on hésite sur la fin de la maladie, on évoque la rémission supposée définitive ou temporaire ou bien, en santé mentale, on parle de stabilisation. L'incertitude rôde toujours autour de la notion de santé parfaite. Personne ne peut avancer sans une arrière-pensée ou un petit doute qu'il est en bonne santé. Cet état d'être bien est difficilement définissable. Et dans la pratique du soin, on prend conscience qu'on ne définit la santé que par la seule absence de quelque chose qui viendrait faire obstacle.

Peu d'auteurs cernent donc cette notion singulière de la bonne santé d'une façon positive. Celle que propose récemment David Le Breton est séduisante tout en restant dans cette veille tradition qu'il y a santé tant qu'on ne se pose pas celle de son absence : « La santé tient dans l'ignorance où l'individu est des processus physiologiques qui se jouent en lui, elle manifeste l'aisance à aller d'une situation ou d'un lieu à l'autre sans éprouver de difficulté en chemin, elle est cette évidence tranquille de la vie quotidienne, cette prodigalité qui ne soulève aucune question au regard des activités habituelles. La maladie ou la douleur introduisent à l'inverse l'opacité du corps et rompent la transparence à soi-même. Elles mettent des accomplissements des tâches accoutumées et aux mouvements élémentaires de l'existence »[1].

[1] David Le Breton, Tenir, Douleur chronique et réinvention de soi, Métailié, Traversées, 2017, p. 27.

Combien de personnes rencontrées certainement malades ou mal en point qui font le déni de leur état car elles peuvent poursuivre tant bien que mal leur activité quotidienne, leur boulot. Ces situations se rencontrent souvent au bas de l'échelle sociale où la vie n'est pas la normalité mais plutôt la survie dans de multiples activités à faire pour dérouler un quotidien laborieux sans quoi rien n'est possible. Dans cet univers-là, la notion de santé est très relative, tributaire d'un contexte de survie. Dans ces situations, on pousse les résistances corporelles jusqu'au bout du supportable jusqu'à ce que le souffle manque ou le pied diabétique empêche de se mouvoir alors qu'il faut aller à la quête de sa nourriture[2]. À l'autre bout de l'échelle sociale, on retrouve dans nombreuses situations, la recherche de ce que Carl Cedertröm et André Spicer appellent « le syndrome du bien-être ». Être en bonne santé ne suffit pas, il faut surtout anticiper le risque de la maladie qui viendrait perturber la vie sociale et son mode de vie. La notion même de bonne santé s'inscrit dans une sorte de morale sociale de la recherche du bien-être à tout prix. Le culte du corps parfait et de la santé parfaite sont l'apanage des classes moyennes supérieures et des élites sociales qui recourent au coaching et autres moyens de tout prévenir. On est irrésistiblement dans le tout prévention et dans l'application systématique du principe de précaution car l'apparition de la maladie dans ce modèle culturel s'apparente à une faute. Cet envahissement de la sphère sanitariste dans l'entreprise et le monde du travail en est l'exemple parfait comme le suggèrent Carl Cederström et André Spicer : « d'après un rapport du Forum économique mondial, l'amélioration du bien-être au travail passe par la création de groupe de soutien pour résoudre les problèmes de poids, la mise à disposition de plats équilibrés dans les cantines d'entreprise, l'aménagement de temps de pause pour faire de l'exercice, l'installation d'équipements sportifs, ou encore l'instauration de programme de sevrage tabagique. Chacune de ces mesures obéit à une logique de conditionnement physique. En décidant d'aller à la salle de sport et d'arrêter de fumer, les employés ne font pas que prendre soin de leur corps ; ils renvoient aussi une

[2] Expériences issues des maraudes avec l'équipe de Médecins du Monde.

meilleure image d'eux-mêmes (surtout à l'heure où avoir un corps gras ou un physique « atypique » constitue une marque d'infamie). Ils affichent ainsi leur détermination à être en bonne santé, responsables, soucieux de leurs images et sociables. »[3]

On savait depuis longtemps que les postures sociales à l'égard de la santé étaient très différenciées depuis les divers travaux sur l'usage social du corps[4]. Il en est de même de la représentation de la maladie selon les milieux sociaux et les classes sociales d'appartenance. Ces dernières années, les inégalités sociales de santé n'ont fait que croître sous l'effet des crises économiques et du renoncement aux soins au moment même où les couches sociales favorisées adhéraient au culte de la santé parfaite[5].

Toute l'épidémiologie contemporaine admet sans conteste que les inégalités sociales de santé suivent parfaitement un fort gradient social. Les différences d'espérance de vie sans incapacité et d'état de morbidité sont de plus en plus marquées entre le haut et le bas de l'échelle des catégories socio-professionnelles. On a dans ce domaine de telles certitudes qu'un livre entier ne suffirait à livrer l'ensemble des études disponibles. Il en est de même de ce que les épidémiologistes appellent les déterminants sociaux et culturels de la maladie et de la santé. L'appareil épidémiologique donne dans le domaine des inégalités de santé de fortes certitudes tant au niveau national qu'international. Récemment encore, on réclamait en France une grande loi de Santé Publique consacrée aux inégalités sociales de santé, aux difficultés d'accès aux soins, aux programmes de lutte contre les maladies du milieu, aux actions de prévention sur les comportements à risques. En bref, la Santé Publique ne peut se départir de la notion difficile à cerner : l'égalité des chances en santé.

---

[3] Carl Cederström, André Spicer, Le Syndrome du Bien-être, Éditions l'Echappée, Paris, 2016, p.49.

[4] Luc Boltanski, « Les usages sociaux du corps », Les Annales, Économies, Sociétés, Civilisation, n°1, 1971, pp.205-233.

[5] Lucien Sfex, La santé parfaite, Critique d'une nouvelle utopie, Paris, Seuil, 1995

Or, si pour les observateurs avisés ou pour les simples citoyens ce programme de santé publique paraît une évidence – en sachant tout de même que des actions de santé publique nombreuses sont menées en termes de lutte contre l'inégalité de santé – la problématique de l'égalité des chances en santé parait être ignorée en sciences sociales de la santé.

De même, le thème fondamental de la reproduction sociale de la santé n'a pas fait l'objet d'études vraiment sérieuses. Cette situation est surprenante quand on sait d'abord que la santé a pris ces dernières années une importance considérable dans la richesse des nations et la montée en force des inégalités en tout genre. Le travail d'Angus Deaton est à cet égard révélateur de l'effet des phénomènes de santé dans la production des injustices[6]. Mais le plus grand paradoxe est que les chercheurs en sciences sociales se sont très tôt focalisés sur les problèmes d'égalité des chances et de reproduction sociale par l'éducation scolaire faisant du thème de l'inégalité scolaire le plus important[7]. À côté, l'inégalité des chances en santé n'a pas été prise en considération comme s'il était impossible d'agir sur les déterminants bio-médicaux de la vie alors que l'appareil scolaire se prête plus facilement à la réforme. L'indicateur le plus révélateur de cette tendance dans nos démocraties se concrétise par les nombreuses réformes du système éducatif qui se succèdent sans qu'on puisse dire si elles sont efficaces. La réponse des spécialistes semble indiquer que la reproduction sociale des places par l'école va plutôt dans le sens d'une consolidation des inégalités plus qu'à leur diminution.

Pourquoi donc ignorer la santé dans la reproduction des inégalités ? D'une façon plus globale, pourquoi un tel

---

[6] Angus Deaton, La grande évasion, Santé, Richesse et origine des inégalités, Puf, Paris, 2016.

[7] Sur ce thème de l'École dans la reproduction sociale, les travaux abondent depuis les thèses classiques déjà anciennes comme celle de Raymond Boudon et Pierre Bourdieu jusqu'aux travaux plus récents de François Dubet et Marie Duru-Bellat. Voir en particulier pour une synthèse contemporaine : Marie Duru-Bellat, l'inflation scolaire, Les désillusions de la méritocratie, La République des Idées, Paris, Seuil, 2006 et François Dubet, L'école des chances, Qu'est-ce qu'une école juste ? La République des Idées, Paris, Seuil, 2004.

traitement différencié entre les inégalités dues à l'éducation et celles dues à la santé ?

Un éclairage peut être apporté par le fait que l'action publique en matière de réduction des inégalités sociales est plus facile à mener sur le registre de la scolarisation et l'éducation que dans le domaine de la santé où les différences peuvent être plus énigmatiques ou mystérieuses ou réductibles à des comportements difficiles à changer. Par exemple, le fait de naître avec un capital génétique différent. Comment évaluer ces écarts et comment impactent-ils la santé dans tout un cycle de vie ? Quelles mesures compensatoires mettre en place pour réduire ces inégalités biologiques qui incontestablement affectent la longévité, la morbidité, la mortalité ?

En général, les politiques de santé ne considèrent pas ces différences biologiques et génomiques de base. On admet seulement leur distribution aléatoire et finalement, ces inégalités paraissent justes dans la mesure où elles sont distribuées aléatoirement selon une sorte « d'état de nature ». C'est du ressort de la fatalité que de naître plus fort, immunologiquement plus résistant qu'un autre. Dans l'histoire de l'humanité, on a longtemps accepté que certains enfants ne « résistent » pas aux infections et que la Nature trie et sélectionne les plus aptes à vivre. Nul ne résiste à une vision darwiniste réductrice souvent avec l'arrière-pensée de ne pas agir contre l'ordre des choses.

Mais ce n'est pas tout. Quand survient la maladie, on cherche les causes dans le comportement des patients. On a été tabagique, toxicomane, alcoolique. On s'est mal nourri. On a fait des excès en tout genre. L'explication des différences d'état de santé et plus globalement, des inégalités sociales de santé se trouvent dans les comportements à risque et autres attitudes addictives. Cela dépend dès lors de la volonté individuelle contre laquelle on ne peut pas lutter. Ainsi, la panoplie des inégalités en santé se justifie par les risques volontaires que prennent les individus. Les inégalités qui découlent de ce processus sont justes et considérées par les épidémiologistes comme telles. Malgré les programmes de prévention et d'information, les gens agissent selon leur bon droit. La maladie n'est alors que le résultat de choix librement consentis. L'action publique ne peut pas intervenir pour compenser de tels comportements à risques. On ne peut absolument pas interdire à quelqu'un de fumer dans sa sphère privée. On l'interdit dans l'espace public car on suppose – par le tabagisme passif- qu'autrui peut être affecté. On prohibe et on sanctionne lourdement l'alcool et la toxiçomanie au volant parce que la vie d'autrui est en jeu. On ne conduit pas un véhicule tout seul mais on s'inscrit dans la circulation et les pouvoirs publics se doivent de protéger les usagers de la route du comportement dangereux des mauvais conducteurs. Plus globalement, ces inégalités à fondement individuel paraissent justes ou du moins ne nécessitent pas d'action compensatoire afin de les réduire au nom d'un principe de justice sociale. Il suffit au futur patient ou au futur malade de modérer son aversion pour le risque en arrêtant de fumer ou de boire, en mangeant cinq légumes et fruits par jour, en étant bien observant en cas de maladies chroniques. Le paradoxe de la société démocratique à philosophie libérale est de tout transférer sur l'individu, le sujet prétendument responsable tout en créant autour de lui un environnement liberticide en matière de santé publique[8].

Cette thèse est-elle admissible ?

Il y a d'abord l'idée souvent émise que ce qui dépend de notre volonté est déterminé largement par les appartenances sociales. On verra plus loin dans l'analyse par des études très poussées sur l'importance de l'enfance et des mécanismes de transmission intergénérationnelle que les pratiques déviantes et addictives trouvent leur essence dans les troubles de l'enfance et du milieu d'appartenance sociale. Un habitus de classe d'appartenance est au cœur du roman familial des trajectoires de vie et accompagne l'état de santé de l'individu. Rien dans les comportements addicts ou à risque pour la santé n'est dû à l'entière liberté du sujet. Il existe des causalités latentes comme

[8] Voir Nicolas Tanti-Hardouin, La liberté au risque de la santé Publique, Les Belles Lettres, Paris, 2013.

l'étudie Vincent de Caulejac[9] qui viennent inférer sur les attitudes du sujet qui paraît pourtant libre de ses choix.

Mais on dispose surtout d'études récentes qui essaient de démêler le vrai du faux sur les pondérations réelles des déterminants sociaux. Les auteurs Florence Jusot, Sandy Tubeuf et Alain Trannoy dans plusieurs publications se posent la question : « les individus ne sont-ils pas, dans une certaine mesure, responsables de leurs problèmes de santé ? »

Leur interrogation s'inscrit dans un courant de pensée philosophique en termes de recherche de la justice sociale. Si on adhère à la philosophie de la responsabilité, l'action régulatrice et compensatrice des pouvoirs publics se justifie avant tout par la volonté d'atténuer les inégalités dont les sujets ne sont pas responsables. Les auteurs opposent dès lors ce qui est de la responsabilité de l'acte volontaire individuel (comme le choix de boire ou de fumer) de ce qu'ils appellent « les circonstances ». Que met-on sous ce terme ? Ils répondent : « les inégalités attribuables à des circonstances qui ne relèvent pas de la responsabilité individuelle, comme le milieu social d'origine ou l'hygiène de vie des parents, sont reconnues comme des inégalités de chance injustes qui doivent être réduites par l'intervention publique »[10]. Tout leur remarquable travail repose dès lors sur des méthodes d'évaluation à ce qui est imputable au milieu social d'appartenance et à l'enfance de ce qui dépend des comportements à risques. Les résultats sont extrêmement clairs : le milieu d'origine contribue massivement aux inégalités de santé. Ce qu'ils nomment « les circonstances de la vie » explique jusqu'à 46% des inégalités de santé et seulement 8% sont dus aux comportements à risques (addictions essentiellement). Les inégalités sociales de santé sont bien attribuables, majoritairement aux circonstances indépendantes de la responsabilité individuelle. Si on naît dans

---

[9] Vincent de Caulejac, Le roman familial, Paris, Payot, 2012.

[10] Florence Jusot, Sandy Tubeuf, Alain Trannoy, Effort or Circumstances : Does the Correlation Matter for Inequality of Opportunity in Health?, Cahiers de la Chaire Santé, n°8, Octobre 2010; Alain Trannoy, Sandy Tubeuf, Florence Jusot, Marion Devaux, Inequality of opportunities in Health in France : A first Pass, Cahiers de la Chaire Santé, n°1, Novembre 2009.

un milieu défavorisé, si on a des parents peu éduqués, en mauvaise santé ou adoptant eux-mêmes des comportements à risque, on se trouve être plus exposé à avoir une mauvaise santé à l'âge adulte. La part des différences de santé qui est liée à la responsabilité individuelle parait en vérité marginale. Ce résultat n'est pas tout à fait nouveau parce qu'on savait que les troubles de l'enfance impactaient la santé à l'âge adulte mais jamais on n'avait utilisé une méthode permettant de différencier l'impact de l'origine sociale et les particularités sociales et culturelles du milieu d'appartenance d'avec la contribution des comportements à risques individuels. Mais ces travaux insistent d'une façon nouvelle dans les sciences sociales de la santé sur le rôle de la transmission intergénérationnelle des inégalités de santé. Les auteurs soulignent même l'importance des caractéristiques de la mère dans cette transmission entre générations.[11] De tels résultats établis à partir de cohortes de population importantes sont assez rares pour être amplement soulignés. Ce qui est intéressant à remarquer est qu'au même moment, de nombreux travaux en sciences humaines et médicales (psychologie, psychanalyse et psychiatrie) montrent que la dimension intergénérationnelle est aujourd'hui largement prise en considération pour expliquer les troubles comportementaux.

L'équipe constituée par Florence Jusot, Sandy Tubeuf, Alain Trannoy ose même poser la grande question « Tel père, Tel fils ? » qui représente à elle seule toute la problématique de la reproduction sociale dans l'univers scolaire. La littérature sur ce sujet est évidemment très abondante et elle a fait couler beaucoup d'encre sur les mécanismes par lesquels se construisent les inégalités scolaires qui fondent la reproduction sociale par l'École. On n'avait presque jamais abordé le sujet sur la santé sauf a immédiatement évoquer les déterminants génétiques et biologiques de la transmission du capital santé. La prudence des chercheurs des sciences sociales dans ce domaine de la transmission intergénérationnelle tranche parfois

[11] Florence Jusot, Sandy Tubeuf, Alain Trannoy, “ Les différences d'état de santé en France : inégalités des chances ou reflet des comportements à risque ? Économie et Statistiques, n°455-456, 2012

avec les certitudes des "psys" en tous genres. On parle de l'existence de certains liens mais pas de vraies causalités. Citons par exemple Alain Trannoy qui étudie le rôle des transmissions intergénérationnelles dans les inégalités de santé :

« La santé de l'ascendant influence celle du descendant. Le canal génétique bien sûr et les habitudes de vie prises dans l'enfance et l'adolescence sous l'influence des parents, qui jouent un rôle simultanément sur la santé des parents et celles des enfants, peuvent être invoqués pour suggérer l'existence de ce type de lien intergénérationnel. Le statut social de l'ascendant influence la santé du descendant. Le niveau de vie pendant l'enfance et l'adolescence peuvent protéger les enfants devenus adultes. Les croyances et les comportements à risque chez les parents peuvent être corrélés avec leur statut social. Par la même, la transmission des comportements à risque d'une génération à une autre transite par le statut social des parents »[12].

Néanmoins, les résultats produits par le modèle de l'auteur pour répondre à la question « quelle est la part des inégalités de santé qui provient de la transmission intergénérationnelle ? » ne représentent qu'un peu moins de 20% de l'état de santé auto-évalué qui est en relation avec les variables de la génération précédente. Ce qui n'est pas négligeable.

La question qui intéresse le problème de la reproduction sociale de la santé et de l'égalité des chances face à la maladie et à la mort se ramène à l'influence et à l'impact de l'origine sociale, au rôle des transferts entre les générations. En santé, cette relation interrogative « Tel père, tel fils ? » s'inscrit dans ce qu'on appelle « les circonstances ». Dans les principaux travaux sur le sujet, on retient trois types de circonstances remarquables pouvant expliquer des différences d'état de santé à l'âge adulte : le milieu social d'origine, l'état de santé des parents, les comportements à risques des parents. Le premier facteur se décline en l'impact direct dans conditions de vie dans l'enfance sur la santé future à l'âge adulte et par un impact plus

---

[12] Alain Trannoy, « Inégalités de santé : le rôle des transmissions intergénérationnelles », Économie Publique, n° 24-25, 2009/ 1-2, p. 28.

indirect à travers la détermination du milieu social du descendant. Ce milieu social joue en vérité un rôle essentiel puisqu'il assure la filiation, la socialisation de l'acteur et la construction de l'habitus de l'origine sociale qui explique la vraie traçabilité sur la santé à l'âge adulte.

Le second facteur relatif à l'état de santé des parents joue par le patrimoine génétique commun et la transmission des normes et pratiques de soins qui vont inéluctablement contribuer aux représentations sociales de la maladie et de la santé. Enfin, le troisième facteur est plus classique en tenant compte des comportements à risques pris par les parents comme par exemple de fumer ou pas, boire ou pas, bien se nourrir ou pas.

La même équipe de recherche a déjà produit quelques résultats significatifs sur ces différents déterminants unissant l'origine sociale et les inégalités de santé à l'âge adulte. Cela donne quelques certitudes sur l'impact des mécanismes en jeu. Citons quelques résultats importants : on remarque d'abord que l'état de santé à l'âge adulte reste marqué à la fois par la profession des parents et leur longévité relative. Les inégalités des chances en santé sont bien perceptibles en Europe et particulièrement en France. Par exemple, on sait avec certitude qu'un enfant de père cadre a deux fois plus de chance d'avoir un bon état de santé qu'un enfant de père ouvrier. De plus, ces inégalités de chance sont essentiellement dues à un effet direct de l'état de santé des parents et de la profession de la mère conjugué à un effet indirect de la profession du père qui exerce une influence certaine sur la profession du fils, et ce statut professionnel et social, à son tour impacte également la santé du fils.

Il faut dans ce travail faire un premier état des lieux des schémas théoriques et autre modélisation de ce qui se joue entre le milieu d'appartenance d'origine et ce qui se passe plus tôt à l'âge adulte. Sans entrer dans le détail des mécanismes sociaux et culturels, les auteurs retiennent deux grandes catégories d'hypothèses susceptibles d'expliquer la reproduction de santé. L'intérêt de ces démarches est d'utiliser des catégories sociologiques qui ont fait leur preuve et qui sont essentielles dans la bonne compréhension des phénomènes de reproduction sociale. Telle est le cas de la notion d'habitus, catégorie fondatrice de la sociologie de Pierre Bourdieu.

Le premier corpus d'hypothèses concerne ce qu'on appelle la période critique et le cheminement. Le second corpus s'intéresse plutôt au rôle des transferts entre les générations.

Sur les premières hypothèses sur le lien qui articule origine sociale et santé à l'âge adulte, on possède deux modèles : le modèle dit de la « période critique » et le modèle dit « du cheminement ». Le modèle de la période critique suppose évidemment que les expériences biologiques pendant l'enfance (les conditions de vie, l'alimentation, l'habitat) impactent la santé à l'âge adulte. Les traces de la socialisation et de l'adoption de pratiques apprises et continuées plus tard dans la vie sont indéniables dans le domaine de la santé comme elles le sont dans la reproduction sociale en général. Par l'habitus de classe ou d'appartenance à un groupe social comme la famille, on fabrique des façons d'être, de se représenter des maladies, des manières de prendre soin de son corps. On sait maintenant que l'usage social du corps est très différent selon les milieux sociaux et modifie amplement les trajectoires de soins de l'enfance à l'âge adulte avec une continuité qui fonde le socle de la reproduction en santé. Ce qui se passe dans l'enfance est déterminant.

Le modèle dit « du cheminement » est fondé sur l'impact du statut des parents sur la reproduction sociale de santé ou du moins sur les inégalités des chances en santé. Il se joue des choses entre le statut social d'origine et le statut social acquis par les descendants. Le niveau d'instruction d'origine (le père ou la mère) et le niveau d'instruction atteint sont liés certes mais ils produisent surtout un déterminisme sanitaire. Ainsi, les inégalités de santé à l'âge adulte seraient le résultat combiné des inégalités des chances de réussite scolaire et professionnelle et des inégalités de santé selon le niveau d'instruction et le statut socio-professionnel acquis à l'âge adulte.[13]

[13] Claire Scodellaro, Myriam Khlat, Florence Jusot, « Santé et origine sociale : un rôle des transferts entre générations ? », Journée d'Économie de la santé, Rennes, 3-4 décembre 2009.

Quant aux transferts générationnels à l'âge adulte, ils reposent sur l'hypothèse maintenant bien documentée que les enfants devenus adultes restent à des degrés divers dans la sphère d'influence et de contacts avec les parents. En effet, dans l'hypothèse du cheminement et de la période critique, l'influence du statut social est considérée comme agissant essentiellement dans l'enfance et toute l'adolescence jusqu'à l'âge adulte. Et après, les liens familiaux ne se rompent pas automatiquement et en cela, les parents peuvent avoir encore un impact sur la santé de leurs enfants. Il se noue beaucoup de liens aujourd'hui entre les générations car les jeunes adultes ont largement besoin des ascendants pendant longtemps à cause du chômage par exemple. Toutes les études poussées de l'INED[14] montrent s'il le fallait que le statut social des parents et tout ce qui l'accompagne (revenus, habitat, patrimoine, aides diverses, socialisation) demeure comme une composante forte du statut social des enfants devenus adultes. Les inégalités de santé ou le processus d'égalité des chances interfèrent dans l'intergénérationnel à l'âge adulte. De nombreux travaux considèrent cette hypothèse comme solide.

Sur le registre plus spécifique des sciences humaines en particulier la psychologie, la psychanalyse et même la psychiatrie ces mécanismes intergénérationnels sont devenus très à la mode ces dernières années. Les déterminants des milieux d'origine et de la famille singulièrement apparaissent comme fondamentaux dans la construction de la santé mentale des sujets. L'origine d'une multitude de traumatismes se trouve chez les ancêtres pour reprendre le titre d'un livre à succès[15]. Dans tout ce qui a été dit jusqu'à présent, on dispose de nombreux ingrédients qui permettent de façonner la santé. Du moins de repérer les facteurs ou déterminants comme disent les épidémiologistes qui expliquent la prévalence des maladies

---

[14] Portraits de Familles, L'enquête des relations familiales et intergénérationnelles, Collection Grandes enquêtes de l'INED, sous la direction d'Arnaud Régnier-Loillier, Ined, Paris, 2009.

[15] Anne Ancelin, Schützenberger, Aïe, Aïe, mes aïeux-lien transgénérationnel, secrets de famille, syndrome d'anniversaire, transmission des traumatismes et pratiques du géno-sociogramme, Ed. Desclée de Brouwer, 2009.

dans une population. Mais du populationnel, on souhaite passer au cas singulier, à ce qui façonne le capital santé de chacun. Il ne s'agit pas seulement de questions touchant à la seule épidémiologie clinique ou sociale mais d'un vrai problème de philosophie sociale. La société est en effet responsable à des degrés divers de la santé de ses membres et si les inégalités croissent ou se maintiennent – si la reproduction des états de santé se maintient - cela signifie que la société va mal et qu'elle devient injuste. Il ne peut pas y avoir plus injuste que la mauvaise répartition de la mort et de la maladie. Le devoir du politique est d'essayer à tout prix de porter remède à ces inégalités. Dans nos démocraties, on a surtout mis l'accent sur les inégalités par l'école parce que la réussite sociale est devenue au fil du temps fondamentale. Comme l'écrit récemment Marcel Gauchet [16], la société française d'après-guerre a fait de l'Ecole la matrice républicaine de lutte contre les inégalités. Or, que sert à l'homme de gagner l'univers social s'il vient à perdre la santé ? Selon la catégorie rawlsienne de base, la santé est le bien premier le plus précieux sans lequel rien n'est vraiment possible. Cela est vrai pour tout sujet mais également pour toute une population. Il suffit qu'une menace infectieuse épidémique ou pandémique se fasse sentir pour que le principe de précaution s'applique systématiquement de par le monde. Un ordre de questions s'impose dès lors : comment se construit la santé ? Pour certains chercheurs, la question est plus subtile : comment produit-on de la santé ?

Ces chercheurs que sont Robert G. Evans, Morris L. Barer et Theodore R. Marmor ont exploré d'une manière remarquable les déterminants biologiques et sociaux de la maladie. La question générale qu'ils posent est de savoir « Pourquoi certaines gens sont malades et d'autres pas ? ». Par rapport à l'épidémiologie traditionnelle, le concept même de « production de santé » va bien au-delà de l'étude classique du contexte et des facteurs intervenant dans la santé. Il s'agit d'un acte de production qui traduit une volonté de maintenir son état de santé voire même par la prévention d'anticiper les événements néfastes pour son bien-être. Robert G. Evans et G.L. Stoddart

---

[16] Marcel Gauchet, Le nouveau monde, Paris, Gallimard, 2017.

écrivent par exemple : « les gens prennent soin de leur santé et ils ont bien raison. Par toutes sortes de moyens, ils cherchent à la maintenir, à l'améliorer ou encore à s'adapter lorsqu'elle se détériore. Seuls ou en groupe (familles, associations, milieux de travail, communautés, nations), ils participent à toutes sortes d'activités supposées contribuer à leur bonne santé. Ils essaient également d'éviter les activités et les situations qu'ils jugent potentiellement dangereuses. Ce qui motive tous ces efforts, ce sont des théories ou plus précisément, des ensembles d'hypothèses implicites, vaguement reliées entre elles, de façon peu cohérente, sur les déterminants de la santé »[17].

Cette assertion se vérifie tous les jours : on produit en permanence des pseudo théories qui viennent impacter à des degrés divers l'état de santé. Même dans la modernité, il s'agit souvent de systèmes de croyances ou de représentations biaisées sur ce qu'il faut faire ou ne pas faire pour rester en bonne santé. Le nombre d'ouvrages sur la production de bonne santé ou pour éviter les potentielles nuisances qui portent atteinte à cette même santé est aujourd'hui impressionnant. Les médecins les premiers prennent la plume pour donner leurs préconisations à un public demandeur d'une bonne santé ou pour éviter un ensemble de pathologies. Cette production littéraire va de pair avec la demande sociale d'un monde plus bio et écologique. Toute la nourriture fait elle-même l'objet d'études très poussées pour savoir ce qui est bon ou pas sur notre santé. À la surmédicalisation se rajoute l'écologisation de la santé. Le tout sur un fond de philosophie de recherche de la santé parfaite et du culte du corps parfait. Jamais on n'avait poussé autant la quête presque névrosée de la qualité de vie (la longévité mais en bonne santé sans dépendance ni handicap) jusqu'à l'évocation du transhumanisme (la vie augmentée).

Dans cet environnement sanitariste qui va croître sans cesse, la question reste entière : qu'est-ce qui produit notre état de santé à travers les divers âges de la vie ? Et cette production différenciée par groupes sociaux d'appartenance se traduit-elle

[17] Robert G. Evans, Morris L. Barer, Theodore R. Marmor, Être ou ne pas être en bonne santé, Biologie et déterminants sociaux de la maladie, Les Presses de l'Université de Montréal, New York, 1994

par des différences d'égalité de chances de vivre plus longtemps et mieux ? Comment expliquer l'existence rédhibitoire d'une reproduction sociale de la santé ? Dennis Ahlburg, dans un texte séminal sur la « transmission intergénérationnelle de la santé », s'étonne que les sciences sociales de la santé aient ignoré presque totalement cette logique de la reproduction sociale du capital santé alors que la transmission intergénérationnelle du capital éducatif s'est imposée très tôt comme une évidence[18].

En réalité, les hypothèses en la matière sont plus subtiles : on retient surtout le fait que l'éducation et tous les paramètres y afférents sont corrélés étroitement à l'état de santé. Donc, s'il existe des disparités prononcées sur la transmission du capital éducatif et culturel, il est naturel qu'on ait des inégalités sociales de santé reliées mécaniquement à la reproduction scolaire et éducative. On est resté longtemps dans un déterminisme flou et général dans la reproduction de la santé entre générations sans vraiment étudier les mécanismes par lesquels les faits sociaux se transmettent. Les dernières décennies ont été cruciales pour comprendre ce qui s'opère vraiment dans la reproduction sociale de la santé en insistant comme le disent Marcel Goldberg, Maria Melchior, Annette Leclerc et France Lert, sur les déterminants sociaux de la santé[19].

À travers ces questions, il ne s'agit pas seulement de s'interroger sur les différences de longévité en termes d'espérance de vie. On a tendance pour parler des inégalités sociales de santé d'utiliser le seul marqueur du surplus d'années de vie qu'auraient certains groupes sociaux favorisés par rapport à d'autres plus bas dans l'échelle sociale. Cette approche synthétique est parlante pour le grand public mais très insuffisante pour cristalliser l'enjeu de l'inégalité sociale en santé. Le différentiel de mortalité est certes injuste et

---

[18] Dennis Ahlburg, "Intergenerational Transmission of Health", The American Economic Review, August, 2012.

[19] Marcel Goldberg, Maria Melchior, Annette Leclerc, F. Lert, « Les déterminants sociaux de la santé : apports récents de l'épidémiologie sociale et des sciences sociales de la santé », Sciences sociales et santé, volume 20, n°4, 2002.

insupportable mais il ne suffit pas à traduire l'ampleur de l'inégalité sociale de santé. Dans un cycle de vie, il faudrait être capable de mesurer en termes de différences sociales ce qui se joue en prévalence et en fréquence de maladies. Il ne s'agit pas de vivre longtemps mais de vivre longtemps et bien. D'énormes différences s'installent en termes de morbidité tout le long de la vie. Quand les maladies chroniques comme le diabète ou l'asthme s'installent tôt dans la vie d'une personne, c'est bien souvent toute sa vie sociale qui est à reconsidérer du point de vue du bien-être. Or, on sait que les maladies chroniques et plus largement, les situations de co-morbidité ont tendance à se concentrer dans les populations socialement défavorisées, rajoutant au gradient social des inégalités de chance en santé.

Ce thème de la reproduction sociale en santé est grave car il se fonde essentiellement sur une forme de pérennisation dans le temps des inégalités de chance en santé. Cela au moment même où la volonté du législateur est d'élargir la démocratie sanitaire en donnant plus de droits au patient en vue de plus responsabiliser les sujets pour une meilleure prise en charge de la maladie, de la douleur et du handicap afin d'atténuer les écarts sociaux. Avec la montée en puissance depuis une décennie d'un vrai discours de Santé Publique, la volonté politique est de remettre en cause – individuellement et collectivement- tous les fondements sociaux de la reproduction intergénérationnelle de la santé. La tâche est immense car il s'agit d'un défi de la modernité de faire sauter les anciens verrous de l'injustice sociale dans un domaine aussi sensible que celui de la vie, de la mort et de la maladie.

Il n'est plus admissible dans un système de protection sociale où le risque est mutualisé et où la dépense en santé est grandissante, de voir se renforcer un gradient social particulièrement délétère dans lequel les couches sociales défavorisées ou en déclassement social payent un lourd tribut à la maladie. Cela va également à l'encontre de l'Ethique médicale qui par la médiation des révolutions thérapeutiques a pour finalité d'améliorer le sort sanitaire du plus grand nombre, de faciliter le soin le plus technique et innovant aux plus défavorisés afin de venir combler les injustices de santé liées aux conditions sociales. Le corps dénudé sur une table d'opération n'a pas d'odeur sociale. La main du chirurgien utilise la même pratique quelle que soit la condition sociale de l'opéré. Il en est de même dans la mise en place d'un protocole thérapeutique complexe ou l'accompagnement en fin de vie. Dans le cycle clinique de la pratique médicale, le serment d'Hippocrate égalise la condition humaine et c'est ce qui fait toute la beauté et la noblesse des grandes découvertes médicales vouées à être démocratisées en éliminant toute discrimination. Or, il se joue une dramaturgie sociale qu'on appellera les conditions de vie (la naissance, le travail, la prise de risque, l'environnement écologique) qui vient casser cette vision prométhéenne d'une égalisation des chances en santé.

La question de cet essai se trouve dans ce nœud complexe qui se situe au cœur de la matrice sociale où le cycle de vie d'un individu va subir l'impact et les vicissitudes de l'existence qui va de la tendre enfance à la fin de vie. À chaque étape de la vie d'un être, on recense les ingrédients qui vont finalement constituer l'édifice de la reproduction sociale de la santé. Cette problématique rejoint par certains aspects celle de Véronique Guienne dans son livre « Nos choix de santé »[20]. Son projet est bien décrit dans son introduction qui porte comme sous-titre « Un corps à soi » : « Chercher à comprendre les ressorts de nos choix de santé au cours de la vie est un sujet immense. Le propos pourrait être infini mais parmi cette multitude nous tirerons un fil, celui des conditions d'exercice de ces choix ; de pouvoir, le plus possible, les faire en conscience, au plan individuel comme au plan collectif. Ce projet renvoie à un certain type de travail sociologique, pour lequel l'intérêt du savoir réside dans une finalité de transformation sociale qui, tout en analysant les déterminants qui nous façonnent, tente de nous rendre le plus possible sujets et non objets des différentes déterminations qui agissent sur nous et en nous. »[21]

---

[20] Véronique Guienne, Nos choix de santé, éditions l'Atalante, Nantes, 2012.
[21] Ibid, p.9.

Et l'auteur rajoute : « La formule choisie pour cette introduction, un corps à soi, est directement l'expression de ce projet »[22].

Cette ambition d'une certaine autonomie du sujet dans les sciences sociales de la santé n'est pas sans poser problème. On s'est à travers d'autres écrits, approprié ce terme de l'autonomie du patient dans le système de santé en faisant l'effort de relativiser les déterminismes sociaux et culturels incorporés dans le corps à soi. Mais la conclusion mise en évidence par rapport à une abondante littérature sur « l'empowerment » est qu'il s'agit en tout lieu et en tout temps d'une autonomie relative car la maladie grave ou chronique impose de sérieuses libertés à la belle volonté d'être libre de nos choix[23].

Mais ce qui pose problème dans la façon d'aborder les « choix de santé » par Véronique Guienne est que l'analyse se situe dans la relation entre « nous » les malades potentiels et le système de santé comme producteur de sens dans la gestion des maux. Cette approche correspond certes à une certaine réalité institutionnelle entre acteurs et dispositifs de soins mais elle est fragmentaire et réductrice de la complexité réelle des choix de santé. Sans vouloir être péjoratif, l'explication à ce niveau du champ de la santé reste par définition superficielle. Les choix de santé sont largement tributaires de déterminants plus profonds, inconscients et invisibles qui laissent des traces marquantes dans la vie des gens. On entend par vie des gens tout ce qui se noue entre les parcours de soins et les parcours de vie. C'est au creux de cette dialectique entre le dispositif de santé et l'être façonné par son milieu de vie que se déterminent les vrais choix de santé dont certains sont fixés par le sujet choisissant et d'autres par un sujet subissant. On trouve là, la vraie philosophie de la charte d'Ottawa qui éclaire la nouvelle Santé Publique.

Cet essai s'inscrit donc dans l'épidémiologie sociale qui plonge ses racines dans les principes de la Santé Publique et les apports des sciences sociales de la santé où s'entremêlent les sciences humaines (psychologie, psychanalyse, généalogie) et les

---

[22] Ibid, p.9.

[23] Voir sur ce thème de l'autonomie du patient, Nicolas Tanti-Hardouin, Les nouvelles figures du patient, Paris, L'Harmattan, 2016.

sciences plus socio-anthropologiques. Dans cette unique perspective, les choix de santé seront recherchés dans la profondeur des mécanismes de la reproduction sociale de santé.

Il faut donc commencer par un cadre théorique maintenant largement admis par les spécialistes des déterminants sociaux de la santé. On identifiera plusieurs perspectives analytiques sur les facteurs ou grands marqueurs de la production de santé. Ce premier chapitre se présente comme un ensemble de modèles qui esquisse la « grande machinerie sociale » qui a des degrés divers et selon des temporalités différenciées vient façonner la santé et les mécanismes fondamentaux de la reproduction sociale en santé. On privilégie in fine un modèle de relations intergénérationnelles proposées par une équipe de chercheurs ayant de longue date travaillé sur l'origine des inégalités en santé.

Le deuxième chapitre présente un ensemble d'études qui ont évalué l'importance de l'enfance sur la santé à l'âge adulte. C'est un chapitre clef pour deux raisons : d'abord, on mesure combien l'enfance laisse des traces tout le long du cycle de vie jusqu'à la fin de la vie. Cela parait commun dans des disciplines qui ont fait de l'enfance leur socle et parfois leur fonds de commerce. Mais les sciences sociales de la santé ont souvent ignoré ou minoré l'apport de ces travaux qui ressortent aujourd'hui comme essentiels. Puis, ces travaux sont riches d'enseignements car ils font appel à des catégories et concepts pluridisciplinaires mélangeant avec une savoureuse harmonie approche sociologique, approche psychanalytique, approche anthropologique. La démarche est suffisamment riche pour en faire la pierre angulaire de la reproduction sociale et de l'égalité des chances en santé. Beaucoup de choses se jouent dans l'enfance qui affectent longtemps le somatique et le psychisme des individus. C'est donc dès l'enfance que se mettent en place les facteurs et les mécanismes de la reproduction sociale de santé avec tout ce qu'implique l'appartenance de classe.

Le troisième chapitre aborde l'adolescence et les comportements à risques qui y dominent.

Le quatrième chapitre concerne l'adulte et l'influence sur travail sur la santé.

CHAPITRE I
LE PROCESS DE LA REPRODUCTION SOCIALE EN SANTÉ

« Quand tu ne sais pas où tu vas,
arrête-toi et recherche d'où tu viens »

Proverbe africain

Le process tel qu'on l'entend ici renvoie à l'ensemble des mécanismes qui unit l'individu à un long passé dont il ne mesure pas toujours – loin s'en faut- la réelle influence. Il s'agit d'une sorte de machinerie sociale qui à travers le temps générationnel imprime dans le sujet des traces indélébiles appelées souvent traces inconscientes qui déterminent nos choix de santé.

On enracine l'approche présente à celle de Vincent de Gaulejac dans un remarquable ouvrage sur le roman familial[24]. Trois pensées de l'auteur ont été éclairantes pour la démarche qui suit. D'abord, il constate : « le repérage des déterminants sociaux dans son histoire familiale et dans sa propre trajectoire est un élément essentiel du processus de construction de soi »[25]. Cela devient dans notre perspective : les ingrédients fondateurs de l'histoire familiale sont donc opérants pour la construction de son capital santé et de son état de santé.

La deuxième citation précise : « la famille est le lieu privilégié de la transmission. Transmission de la vie, dans le registre biologique qui concourt à la reproduction de l'espèce. Transmission d'un patrimoine, d'un nom, d'une éducation, d'une culture, dans le registre anthropologique qui concourt à la reproduction sociale. Transmissions de désirs narcissiques, d'identifications conscientes et inconscientes, dans le registre

[24] Vincent de Gaulejac, L'histoire en héritage, Roman familial et trajectoire sociale, petite bibliothèque Payot, Paris, 2012.
[25] Op.cit., p.102.

psychique qui concourt à la construction de soi »[26]. Cela signifie bien que l'état de santé est à la confluence d'un socle génétique, culturel et social. Il est le produit de déterminants qui agissent consciemment ou inconsciemment sur le capital santé dont on hérite.

Les deux dernières citations éclairent l'étendue de la problématique et de la complexité de la construction de la santé à travers le temps. Vincent de Gaulejac écrit clairement : « le travail généalogique est central pour comprendre le poids de l'histoire sur les destinées individuelles »[27] et en même temps, l'auteur affirme : « l'individu est le produit d'une histoire dont il cherche à devenir le sujet »[28]. Toutes ces apparentes contradictions doivent être considérées pour mieux comprendre comment se façonne la santé de chacun. Et en même temps, on dissèque dans l'ordre de la reproduction sociale de la santé ce qui ressort du destin familial de ce qui dépend de nos choix rationnels même si ces derniers sont marqués du sceau de l'influence du milieu.

Bien situer les rouages de la grande « machinerie sociale » qui impacte la santé des sujets est essentiel pour éviter le déterminisme absolu de certains schémas d'épidémiologie sociale. Certes, la santé est avant tout le produit d'une histoire mais l'individu agit également pour la façonner en fonction de ses désirs et des impératifs du moment. On illustrera plus tard ces faits dans la compréhension des comportements à risques. Certains d'entre eux sont indéniablement marqués par le milieu, le groupe d'appartenance, le groupe de pairs mais ces choix sont aussi colorés par des décisions individuelles et la volonté du sujet d'être lui en posant ses goûts et ses choix.

Ayant posé ces hypothèses issues des sciences sociales de la modernité où l'individu a en main une part de son destin, on admet volontiers « l'hypothèse selon laquelle l'ordre généalogique est nécessaire pour assurer la reproduction sociale

[26] Op.cit., p.130.
[27] Op.cit., p.115.
[28] Op.cit., p.119.

et la construction de chaque individu comme sujet est une loi générale »[29].

Mais l'individu – vous et moi – est le produit de quelle histoire ? La sienne assurément pas entièrement car on est en interaction avec d'autres personnes et dans un environnement écologique et social très large. On envisage dans toute une littérature récente que les inégalités environnementales vont dans les années à venir être fondamentales mais pour l'instant on ne dispose pas de tous les éléments pour en évaluer vraiment la teneur sauf pour certaines maladies du milieu (le saturnisme dans l'habitat) ou du milieu professionnel (amiante, pesticides et autres produits toxiques). On se retourne donc naturellement vers les modes de vie comme canal de transmission des inégalités de santé. Thierry Lang dans un article synthétique ébauche un premier modèle des interactions complexes et dynamiques des déterminants sociaux de la santé[30]. L'hypothèse émise par les chercheurs en épidémiologie sociale considère que la santé de chacun se construit dans un mouvement dynamique des déterminants sociaux de santé tout au long de la vie. Le thème des déterminants regroupe tous les facteurs qui viennent impacter la vie depuis l'enfance : milieu social aisé ou précaire, statut social élevé ou bas, style et mode de vie agréable ou délétère, emploi à vie ou perte de l'emploi.

L'auteur identifie trois modèles de l'impact des facteurs sociaux sur l'état de santé : le modèle cumulatif, le modèle des périodes critiques, le modèle des chaînes de causalités.

<u>Le modèle cumulatif</u> : ici l'effet global observé sur la santé des individus correspond à la somme cumulée au cours de la vie des effets délétères issus des différents facteurs de risque. La notion de cumul renvoie à une double logique : une logique transversale lorsque les acteurs cumulent à un moment donné de leur parcours de vie des facteurs de risques comme un habitat

[29] Vincent de Gaulejac, L'histoire en héritage, Roman familial et trajectoire sociale, Petite bibliothèque Payot, Paris, 2012, p. 140.
[30] Thierry Lang, La santé se construit dans un environnement social, Questions de Santé Publique, n°7, décembre 2009.

défavorisé et insalubre, un travail dur et pénible, un environnement toxique et une logique longitudinale qui fait la somme des facteurs de risque de la petite enfance à l'âge adulte (recouvrant un cycle de vie).

Le modèle des conjonctures de crise met l'accent sur les situations ou périodes de crise dans le cycle de vie. Ce qui se passe dans ces laps de temps plus ou moins longs va impacter d'une façon significative et durable l'état de santé des sujets. Cela peut se passer dans la prime enfance (même durant le développement fœtal), à l'adolescence, par exemple.

Enfin, le modèle des chaînes de causalités se situe dans une approche complémentaire aux deux précédentes. On met l'accent ici sur l'enchaînement des phénomènes biologiques et sociaux dans le temps. La démarche optimale dans cette recherche des causes est de suivre les enchaînements de causes de la naissance jusqu'à l'âge adulte. Par exemple une situation d'obésité très jeune risque d'engendrer par la suite d'autres pathologies comme le diabète, l'hypertension artérielle. Autre exemple, les conditions sociales de la petite enfance peuvent largement impacter les trajectoires de vie sociale et professionnelle. Ces chaînes de causalités sont en général complexes car souvent les facteurs de risques encourus dépendent du contexte de vie : se mettre à fumer tôt dépend du milieu familial, de l'influence d'un groupe de pairs, de l'intégration à l'école, d'un contexte social plus large (manque de cohésion sociale ou situation de crise majeure de l'emploi dans un bassin industriel, par exemple).

Cette première approche a été enrichie par d'autres hypothèses sur la production ou la reproduction des inégalités. Ce qui est en cause ici c'est le milieu social d'origine en tant que responsable de l'état de santé dans la suite du cycle de vie. Le premier mécanisme envisage une influence directe des conditions de vie dans l'enfance sur la santé à l'âge adulte. On parle du « latency model ». Marcel Goldberg, Maria Melchior, Annette Leclerc et France Lert définissent ainsi ce premier modèle : « le premier modèle postule une programmation précoce par les événements de la période intra-utérine et périnatale, survenant à des moments du développement particulièrement sensibles, dont les effets peuvent rester longtemps sans expression apparente avant d'induire des maladies à long terme. Dans cette optique, c'est parce que les conditions de la grossesse, de la naissance et de la toute première période de la vie sont plus défavorables parmi les catégories sociales les moins favorisées qu'on voit apparaître des inégalités sociales de santé dans la vie adulte »[31].

Le second mécanisme suppose une influence de l'environnement précoce sur les trajectoires de vie et, singulièrement, le statut socio-économique qui va impacter la santé à l'âge adulte. On parle de « pathway model » appelé aussi modèle du cheminement. Les mêmes auteurs [32] le définissent ainsi : « le second modèle met l'accent sur l'effet cumulatif de ces facteurs précoces associés à des conditions défavorables tout au long de l'enfance, de l'adolescence et de la vie d'adulte (conditions matérielles de vie, événements de vie, santé, éducation, statut de l'emploi et carrière professionnelle, etc. Cet effet cumulatif n'est pas la simple addition mécanique au cours du temps de facteurs défavorables mais il existe des cheminements (pathways) marqués par des interactions entre les conditions défavorables et les événements qui se succèdent tout au long du cycle de vie : avoir une situation socialement défavorable et un mauvais état de santé dans l'enfance entrainent une plus forte probabilité d'avoir une mauvaise scolarité qui, elle- même, augmente les chances d'obtenir des emplois moins qualifiés, ce qui amènera des conditions de travail plus difficiles et des expositions à des produits dangereux, une plus grande précarité professionnelle. »

Cela suppose un cheminement plutôt difficile et parfois chaotique sans grande possibilité de résilience. Dès lors, les

---

[31] Marcel Goldberg, Maria Melchior, Annette Leclerc, France Lert, « Les déterminants sociaux de la santé : apports récents de l'épidémiologie sociale et des sciences sociales de la santé », Sciences sociales et santé, vol.20, n°4, 2002, p. 91.
[32] Ibid., p.91.

événements socio-culturels s'enchaînent et se cumulent consolidant les inégalités sociales de santé et une certaine forme de reproduction sociale de santé. C'est ce que laissent supposer d'autres auteurs qui rajoutent un cheminement de plus aux mécanismes précédents : « Enfin, la corrélation entre l'état de santé de santé des parents et celui de leurs enfants laisse supposer une transmission de la santé entre générations (intergenerationnal transmission of health). Cette transmission, qui jusqu'à présent a été peu étudiée, pourrait être due à des facteurs génétiques communs mais également à une transmission des normes de santé et des modes de vie.[33] Le fait intergénérationnel est à la fois un marqueur très innovant dans la recherche des inégalités de santé et qui fait l'objet de très sérieuses études en psychogénéalogie. La trace des traumas familiaux entre générations est quelque chose de vraiment novateur qui ouvre une nouvelle voie pour comprendre l'essence du « roman familial » comme disent les psychanalystes. On dispose maintenant de travaux nombreux provenant de plusieurs disciplines comme la démographie, la sociologie, la psychologie sociale et la psychiatrie sur la nature de cette traçabilité intergénérationnelle.

Avant de parler d'un modèle complet révélant les mécanismes de l'hérédité sociale sur les faits de santé, il faut considérer avant tout qu'une majorité des approches classiques de la production des inégalités sociales de santé est affiliée d'un point de vue macro-social à plusieurs philosophies comme le suggèrent Marcel Goldberg et alii qui identifient trois modèles : le modèle matérialiste, le modèle psychosocial, le modèle écosocial.

Le déterminisme matérialiste pense que tout se façonne dans les conditions matérielles de vie et de travail. L'environnement se caractérise par un manque important de ressources individuelles et collectives comme l'accès aisé à l'éducation, aux soins et aux autres biens collectifs qui rendent la vie bien plus confortable. Dans une logique proche, de très nombreux auteurs mettent

[33] Damien Bricard, Florence Jusot, Sandy Tubeuf, « Les modes de vie : un canal de transmission des inégalités de santé ? », Question d'Économie de la santé, n° 154, mai 2010, p. 2.

l'accent sur l'importance de la cohésion sociale et des facteurs psychosociaux générés par les interactions humaines. La cohésion sociale, l'importance du capital social en termes de réseau de socialité ont un ensemble d'effets propres à la santé. Un auteur singulier comme Richard Wilkinson insiste beaucoup sur la dimension psychosociale dans la production de la bonne santé. Mais ce qui ressort nettement des travaux anglo-saxons, en particulier ceux de la London School, est que la distribution très inégalitaire des ressources matérielles, culturelles et sociales au sein des sociétés représente le déterminant le plus significatif de la production des inégalités de santé[34].

Dans l'approche de Richard Wilkinson une idée forte ressort : la position sociale qu'on occupe dans la stratification sociale et dans le monde du travail joue un rôle déterminant sur notre santé. Cela montre s'il le fallait l'importance de la cohérence sociale en tant qu'élément explicatif essentiel du niveau de santé d'une population qui ne s'explique pas seulement pas le niveau de vie matériel. Les facteurs psychosociaux que privilégie l'analyse de Richard Wilkinson montrent les effets délétères sur la santé de ce sentiment subjectif du vécu, des sentiments négatifs liés à une position sociale subalterne, défavorable dans la hiérarchie sociale. Les acteurs mal traités dans la hiérarchie sociale peuvent éprouver des sentiments de honte, de culpabilité et des sentiments d'injustice. Cette dimension de la cohésion sociale qui impacte si fortement la santé des gens est retenue dans la grande étude de Robert G Evans et T. Marmor[35]. Cette étude pluridisciplinaire a ouvert la voie à de nombreuses hypothèses sur les déterminants en santé. Elle montre par exemple que plus la mobilité sociale est ouverte et ascendante dans une société démocratique plus l'état de santé de la population s'avère être bonne dans le long terme. Inversement, une mobilité sociale et professionnelle bloquée

---

[34] Richard Wilkinson, L'inégalité nuit gravement à la santé, éditions Cassini, Paris, 2002; Richard Wilkinson, L'égalité c'est la santé, éditions Demopolis, Paris 2010 ; Richard Wilkinson, Kate Pickett, Pourquoi l'égalité est meilleure pour tous, éditions Les Petits matins, Paris 2013.

[35] R. G. Evans, M. L. Barer, T. Marmot, Etre ou ne pas être en bonne santé, Biologie et déterminants sociaux de la santé, John Libbey Eurotext, 1996.

met les agents sociaux dans des situations sociales plus difficiles en termes de stress, de frustration, d'anticipation dans l'avenir. Comme l'indique le titre de l'ouvrage « Pourquoi certains sont en bonne santé et d'autres pas », les raisons de ces différences dans la morbidité tiennent beaucoup à la cohésion sociale qui prime dans les diverses communautés de base de la société. Cet environnement social est souvent défini par les facteurs psychosociaux générés par les interactions humaines. Marcel Goldberg et alii définissent bien les fondements de ce type d'approche très inspirés des travaux de Pierre Bourdieu : « les auteurs considèrent la cohésion sociale comme l'expression des liens et des solidarités entre les groupes au sein d'une société, l'absence de conflits latents. Le capital social en est une des composantes principales : il concerne les caractéristiques des structures sociales (confiance interpersonnelle, normes de réciprocité et d'aide mutuelle, etc.) qui constituent des ressources pour les individus et facilitent les activités collectives »[36]. Par de très nombreux aspects, ces différentes approches incorporent des dimensions du modèle écosocial qui cherche lui aussi à rendre compte de la relation entre l'appartenance sociale et la santé.

La plupart des approches théoriques ou d'études empiriques retenues dans ces travaux représentent une avancée considérable dans l'explication des déterminants des inégalités sociales de santé. Par certains aspects ou hypothèses émises, ils permettent également de mettre en lumière les mécanismes qui sous-tendent le phénomène plus global de la reproduction sociale en santé. Avec les modélisations proposées, on a un aperçu de la façon dont peut agir la santé des parents, le milieu familial et social sur la santé des descendants. On a même laissé entendre que les relations intergénérationnelles agissent dans le temps en tenant compte de la psychogénéalogie contemporaine dont les progrès sont incontestables ces dernières années.

Néanmoins, on sent bien qu'on touche à une matière première complexe où les variables s'entrecroisent devenant par moment des variables explicatives des inégalités de santé tantôt des

---

[36] Ibid, p.100.

variables expliquées. Alors, la question est de savoir dans les relations intergénérationnelles ou intragénérationnelles, quelle est l'origine exacte de la cause des malheurs en termes d'état de santé. Pour questionner le titre de ce chapitre, on est en droit de s'interroger : quel est le cœur de ce « process » qui fabrique de la reproduction sociale de santé ?

Un corpus de trois hypothèses

Alors que les sciences sociales de la santé étaient restées longtemps muettes sur l'influence de l'enfance sur la morbidité à l'âge adulte comme sur l'étude des cheminements entre les générations, un ensemble de travaux récents, émanant en particulier d'équipes d'économistes de la santé français, a recentré l'analyse des inégalités de santé sur ce qui se joue dans la reproduction intergénérationnelle. À défaut de faire une synthèse de ces travaux complexes, une étude résume semble-t-il assez bien l'apport fondamental des mécanismes scrutés par ces économistes [37]. Le modèle repose sur un ensemble de trois hypothèses. Les deux premières sont communes à de nombreuses recherches faites par des épidémiologistes anglais puisqu'il s'agit de l'hypothèse de latence et celle de cheminement. L'équipe française rajoute une troisième hypothèse évoquée ci et là, mais peu testée empiriquement, l'hypothèse de la transmission de santé. Un rappel sur le contenu du modèle de la reproduction de santé et de l'égalité des chances s'avère éclairant pour la suite de l'analyse.

- Dans l'hypothèse de latence, les conditions de vie dans l'enfance (logement, alimentation) auraient un effet direct sur la santé à l'âge adulte. Il existerait ainsi, une programmation précoce dans l'enfance dont les effets peuvent rester sans expression durant longtemps, mais induire à long terme un très mauvais état de santé et l'apparition de maladies graves à l'âge adulte.
- Selon l'hypothèse de cheminement, les conditions de vie dans l'enfance auraient une influence indirecte sur l'état de

[37] Marion Devaux, Florence Jusot, Alain Trannoy, Sandy Tubeuf, « Inégalités des chances en santé : influence de la profession et de l'état de santé des parents », Questions d'économie de la santé, n°118, février 2007

santé, passant par l'influence sur le statut socio-économique du descendant. En effet, ce dernier aurait un impact sur l'état de santé indépendamment du milieu social d'origine.

- Quant à l'hypothèse de la transmission de santé, elle repose sur l'existence d'une transmission intergénérationnelle. L'idée bien connue des économistes de la santé est tirée de la théorie du capital humain de l'économiste Michael Grossman qui dès les années 1970 formalise un modèle en termes de capital santé. Tous les individus partent avec un capital de santé. Il appartient alors à chacun de maintenir dans le temps ce capital par des actes de soins et de la prévention.

Dans cette perspective, les auteurs considèrent que la santé est un capital qui évolue avec l'âge et selon les comportements à risques adoptés dans le cycle de vie. Mais le capital santé initial dont chacun hérite est en partie lié à l'état de santé des parents, par l'intermédiaire d'un patrimoine génétique commun, mais également par la transmission de comportements liés à la santé. On suppose ainsi l'existence de stock de santé différencié selon le milieu social et cela passe par une transmission intergénérationnelle. Le schéma ci-dessous donne une représentation du modèle aux trois hypothèses.

SCHÉMA 1 – LE PROCESS ou MODÈLE DE LA REPRODUCTION SOCIALE DE SANTÉ. REPRÉSENTATION SCHÉMATIQUE DES TROIS HYPOTHÈSES TESTÉES

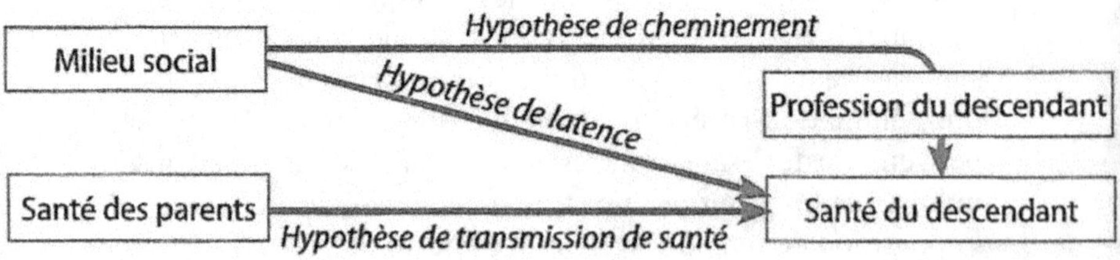

Source : Inégalités des chances en santé : influence de la profession et de l'état de santé des parents, dans Bulletin d'information en économie de la santé, n° 118 – Février 2007

Ce modèle général a été testé à partir de plusieurs micro-modèles logistiques. À titre illustratif, et sans entrer dans le détail de la statistique mise en œuvre, les auteurs élaborent quatre modèles sur la probabilité de déclarer un bon état de santé, puis sont introduites des variables explicatives (catégorie sociale de la mère et du père, ainsi que celle du descendant, état de santé du père, de la mère, le niveau d'éducation du descendant). Le test des modèles se fait à partir des données françaises de l'enquête SHARE (Survey of Heath, Ageing, and Retirement in Europe, 2004-2005).

On remarque que le corpus d'hypothèses retenues (latence, cheminement, transmission) est vérifié. L'état de santé perçu est donc bien lié au milieu d'origine. Normalement un meilleur état de santé va de pair avec une origine sociale plus favorable. Ce que disent les auteurs est que l'influence du statut social du père transite indirectement par le mécanisme du cheminement alors que celui de la mère passe plus directement par le mécanisme de latence. Cela rejoint de nombreuses conclusions implicites qui ressortent de toute une littérature psychopathologique que l'influence complexe des mères est somme toute plus directe que celle des pères. Dans les résultats produits l'influence de la profession du père agit plus indirectement que directement.

Néanmoins, les auteurs notent que l'influence directe de la mère est certes significative mais amoindrie.

Enfin, on remarque que l'état de santé perçu par le descendant est d'autant meilleur que celui de ses ascendants directs a été bon. Et inversement, si les parents ont une moins bonne santé, cela impacte par le mécanisme de transmission intergénérationnelle de santé, l'état de santé perçu des descendants. La reproduction sociale de la santé est vraiment d'une nature infra familiale, soit qu'elle passe par le canal direct des voies génétiques ou plus indirectement par le statut socio-professionnel du père et de la mère. On suppose dans ce « process » que le déterminant génétique intervient assurément mais que l'impact de l'éducation, des pratiques éducatives et des comportements sont aussi essentiels. Le milieu social est le lieu de la transmission des habitudes de vie (alimentaire, hygiène, comportements à risques comme le tabagisme ou l'alcoolisme).

Il est bon de répéter cela au moment où l'épidémiologie en France inscrit son destin dans la seule épidémiologie clinique alors que le thème des inégalités sociales de santé, de la reproduction sociale de santé doit être traité dans le cadre plus singulier de l'épidémiologie sociale. Marcel Goldberg et alii soulignent bien ce trait quand ils affirment que c'est l'objet même des inégalités sociales de santé qui interpellent : comment les inégalités de santé se marquent dans le social et comment le social contribue à produire et reproduire des mécanismes inégalitaires pour la santé.

Le choix du modèle aux trois hypothèses est intéressant parce qu'il interroge au sein de la famille et au sein des relations interrelationnelles l'empreinte du social, certainement par la transmission du capital social et des habitus d'appartenance. Les auteurs du modèle ont largement testé les liens supposés en insistant sur les modes de vie comme canal de transmission des inégalités de santé[38]. Ce travail qui vient après la construction du modèle insiste beaucoup – d'où son intérêt- sur le phénomène de reproduction sociale de la santé.

Les comportements à risques adoptés par les parents, le niveau d'éducation de la mère et les conditions matérielles de vie difficiles pendant l'enfance conditionnent les modes de vie adoptés par les enfants qui influencent à leur tour la santé à long terme. Cet effet indirect du milieu d'origine s'ajoute aux effets mieux connus de reproduction sociale et aux effets directs des conditions de vie dans l'enfance sur la santé à l'âge adulte. Les auteurs insistent beaucoup dans cette étude sur l'hypothèse de transmission de santé (effet intergénérationnel). Elle s'opère par la transmission des modes de vie des individus (tabagisme, alcoolisme, obésité, consommation quotidienne de légumes). Une partie importante des inégalités de santé est expliquée par

[38] Damien Bricard, Florence Jusot, Sandy Tubeuf, « Les modes de vie : un canal de transmission des inégalités de santé ? », Questions d'Économie de la santé, n°154, mai 2010.

l'influence du milieu d'origine sur l'adoption de modes de vie délétère.

À côté de ces résultats globaux dans l'évaluation et le test des hypothèses, on met souvent en avant que l'influence de la mère (son niveau d'éducation, son état de santé) est déterminante dans la santé des descendants.

Que retenir de ce modèle ?

Il montre très clairement, à l'instar de toute une littérature récente, l'importance du milieu social d'origine sur l'état de santé à l'âge adulte. Cette influence s'exerce d'abord par un effet direct sur la santé des conditions de vie dans l'enfance. Cette détermination de l'enfance chez les épidémiologistes et autres chercheurs en sciences sociales est suffisamment récente pour être soulignée avec insistance. On peut dire en revanche que l'enfance comme catégorie sociale a fait l'objet d'une appropriation forte voire exclusive des sciences humaines et médicales à travers tous les paradigmes et écoles de pensées diverses qui traversent la psychologie, la psychanalyse et la psychiatrie. Un livre entier ne suffirait pas à évoquer la multiplicité et la variété des travaux en sciences sociales et en médecine de la personnalité psychique.

On dira plus loin que pendant longtemps ce paradigme de l'enfance a été mis de côté ou ignoré par les sciences sociales et plus particulièrement, les sciences sociales de la santé. Le regain d'intérêt de l'enfance comme marqueur du milieu d'origine tient avant tout au regain des théories de la justice sociale qui se sont largement développées ces dernières années. On pense ici aux travaux de John Roemer, Ronald Dworkin, John Rawls, Amartia Sen. L'idée sous-jacente à ces approches analytiques en philosophie de la justice sociale est que la société doit compenser entre les individus les inégalités liées au destin social indépendantes de la volonté et de la responsabilité des acteurs eux-mêmes. Ce que résume très bien Florence Jusot et alii en ces termes : « selon la philosophie de la responsabilité, si certaines inégalités résultant des décisions prises par les individus eux-mêmes ne sont pas nécessairement injustes, le sont au contraire les inégalités liées à des circonstances indépendantes de la responsabilité individuelle »[39].

Schématiquement, cela revient à admettre que nul n'est vraiment responsable du vécu de son enfance dans son milieu d'appartenance d'origine. Il y a dans la construction de l'enfance et bien après à l'époque de l'adolescence[40], de très nombreux facteurs qui viennent façonner la santé du futur adulte. Il y a inexorablement un impact direct et indirect (latency et pathway model) de l'enfance comme catégorie conceptuelle majeure sur la santé des sujets dans leur trajectoire sociale comme dans leur parcours de soins[41].

---

[39] Florence Jusot, Sandy Tubeuf, Alain Trannoy, « Tel père, tel fils : l'influence de l'origine sociale et familiale sur la santé des descendants en Europe », Retraite et société, 2009/2, n°58, p. 64.

[40] Souvent dans la littérature spécialisée sur l'enfance maltraitée, on utilise le concept « d'enfance élargie ».

[41] On a eu l'occasion de tester ce lien entre l'enfance et l'âge adulte en termes de traçabilité en santé dans une longue étude ethnologique sur des populations en très grande pauvreté. cf. Nicolas Tanti-Hardouin, Santé et grande précarité, l'exclusion par le soin des populations roms, Questions contemporaines, L'Harmattan, Paris, 2016.

CHAPITRE II

LATENCY MODEL ET PATHWAY MODEL : LES TRACES ÉNIGMATIQUES DE L'ENFANCE SUR LA SANTÉ

« Le bonheur est un rêve d'enfant
réalisé dans l'âge adulte »

Sigmund Freud

« Il n'y a pas d'êtres humains complètement adultes »

Sandor Ferenczi

« Toute l'œuvre de Ferenczi est traversée par une réflexion profonde, répétitive, parfois teintée de tragique, sur les rapports entre les enfants et les adultes. Si la révolution freudienne a consisté à révéler la part de l'infantile toujours active dans la vie psychique de l'adulte, c'est Ferenczi qui a développé cette idée jusque dans ses aboutissements les plus ultimes, montrant combien ces parties infantiles ne cessent d'orienter et d'animer l'existence. »

Simone Korff-Sausse,
Préface du livre de Sandor Ferenczi,
L'enfant dans l'adulte,
Petite Bibliothèque Payot, 2006

« Rien de ce qui concerne l'enfance ne se présente dans sa complétude comme quelque chose de facile à comprendre dans une temporalité courte. L'enfance se terre en chacun de nous dans les profondeurs de l'inconscient ou dans l'habitus d'appartenance de classe et l'origine sociale »

Vincent de Caulejac

Étonnamment, les sciences sociales de la santé, dans leur recherche des causes des inégalités sociales de santé, ont longtemps ignoré le rôle de l'enfance. Dès le début du siècle, cette ignorance ou cette myopie à l'encontre, par exemple, de la psychanalyse est révélatrice de cet état des lieux. Le grand sociologue Emile Durkheim, qui travaille sur le malaise dans la société et sur les causes de pathologies sociales comme le suicide, ignore pleinement le regard que porte Sigmund Freud sur le malaise dans la civilisation et la culture [42]. Tout a fonctionné comme si la sociologie de la santé avait fait fi durant de nombreuses années des marqueurs de l'enfance pour expliquer les parcours de soins, la trajectoire de vie et les états de santé.

L'enfance comme catégorie sociale ou catégorie sanitariste a été ignorée dans bien des domaines de la vie sociale. Par exemple, une équipe de chercheurs canadiens qui se penche sur les phénomènes de la violence dans la vie des enfants et des adolescents constate : « qu'avant les années 1990, l'analyse de la question de l'enfance ressemblait au jeu du chat et de la souris ; où le sujet de quête se soustrayait et s'effaçait dès qu'on semblait s'en approcher. Cela revenait en fait à évoquer un fantôme omniprésent, mais rarement construit comme un objet de recherche implicite. L'enfance en tant que problématique était adossée aux discours de spécialistes des sciences de l'enfant – psychologie, médecine et éducation – qui ne collaboraient guère à son étude. Attirant très peu le regard des spécialistes des sciences sociales en dehors des cadres de socialisation et laissant dans l'ombre la parole des enfants, elle ne devient un objet à part entière qu'à la fin du XXe siècle »[43].

---

[42] Emile Durkheim, Le suicide, étude de sociologie, Paris, Presses universitaires de France, 2013 ; Sigmund Freud, Le malaise dans la civilisation, Paris, éditions Points, 2010.

[43] Simon Lapierre, Geneviève Lessard, Louise Hamelin Brabant, Les violences dans la vie des enfants et des adolescents, enjeux théoriques, méthodologiques et sociaux, Presses de l'Université du Québec, 2016.

Les raisons de cette singularité sont certainement nombreuses.[44]

C'est au tournant de la décennie 90 que parait un ensemble d'études, de textes et de travaux de recherche marqué du sceau de l'originalité et de la nouveauté de Georges Menahem de l'Équipe de recherche du CREDES (actuel IRDES). Il s'agit d'abord d'articles courts dont les titres définissent bien la problématique : « Quand l'enfance fait mal », « Souvenirs d'enfance et maladies d'adultes ». À côté de ces brèves présentations, on a à disposition une enquête très importante par le nombre d'individus pris en considération qui analyse les troubles de l'enfance et les difficultés familiales durant l'enfance. Cette recherche riche et intéressante marque certainement un tournant dans la façon d'aborder l'épidémiologie sociale.

Il s'agit donc d'un ensemble d'études dont on ne peut faire l'économie tant elles sont importantes par le parti pris psychanalytique, parti pris original dans un paysage intellectuel où on recherche les déterminants des inégalités sociales de santé dans un registre classique : effet de l'âge, de la catégorie sociale, du niveau de revenu ou de la territorialité. On est surpris de relire ce travail d'enquête aujourd'hui au regard de l'actualité très vive du sujet si on se réfère par exemple à toute une littérature institutionnelle qui met ces toutes dernières années l'accent sur le rôle crucial de l'enfance[45]. Mais à l'époque peu de travaux avaient opté aussi délibérément pour une perspective analytique. Georges Menahem publie deux

[44] Julien Damon dans une brillante analyse de « l'enfance » attribue aux historiens et chercheurs cette disparition de l'enfance (Philippe Ariès) et l'apparition de l'enfant roi (Louis Roussel et François de Singly). Julien Damon, Questions sociales : analyses anglo-saxonnes socialement incorrectes ? Presses universitaires de France, 2009

[45] Par exemple un numéro de la revue Actualité et dossier en santé publique, La santé : un capital en construction dès l'enfance, mars 2014 ; Thibaut de Pol, « Les inégalités sociales de santé commencent dès le jeune âge », Dossier Petite enfance et inégalités sociales de santé, La santé en action, décembre 2013.

textes assez courts dans la revue Dialogue où il tire quelques principales conclusions de l'enquête IRDES[46].

Dans le premier texte, l'auteur énonce très clairement qu'il y a de très nombreux liens entre l'enfance des adultes et leurs maladies. L'affaire semble depuis longtemps entendue chez les « psys » mais elle est innovante dans les sciences sociales et l'épidémiologie sociale : « Quand on a souffert de problèmes familiaux dans l'enfance, on risque davantage de déclarer des maladies à l'âge adulte. Cette conclusion générale de notre recherche ne surprendra pas les « psys », écrivent les auteurs[47].

S'appuyant sur une recherche importante portant sur 13 150 individus, les auteurs mettent en évidence quelques traits significatifs :

Les événements de l'enfance auxquels sont associées les plus importantes sensibilités aux maladies à l'âge adulte sont « le manque affectif » et « les disputes ou mésententes des parents ». Cette situation est d'autant plus solide qu'il n'y a pas eu en même temps de séparation des parents ou de décès du père ou de la mère.

Inversement, à des événements graves comme le décès ou la séparation des parents survenus avant 18 ans, la sensibilité à la maladie à l'âge adulte est beaucoup moins prononcée. Le lien est même faible si on ne remarque pas de problèmes affectifs associés.

Enfin, on fait le constat que les ainés ont le moins de risques de souffrir de pathologies à l'âge adulte alors que les cadets sont d'autant plus vulnérables qu'ils sont « coincés » en sandwich entre un ainé et un benjamin.

---

[46] Georges Menahem et Sophie Martin, « Quand l'enfance fait mal, les liaisons entre événements de l'enfance et sensibilité des adultes aux maladies », Dialogue , Recherches cliniques et sociologiques sur le couple et la famille, 2e trimestre 1994 ; Georges Menahem et Patrick Bantman, « Souvenirs d'enfance et maladies d'adultes, l'étrange vulnérabilité psychique des femmes à leurs problèmes d'enfance », Dialogue, Recherches cliniques et sociologiques sur le couple et la famille, 4e trimestre 1994.

[47] Art. cité, p.91.

Les auteurs complètent ces résultats qu'on développera statistiquement plus loin, par des entretiens approfondis (sorte d'étude de cas où s'entremêlent de façon subtile parcours de soins et récits de vie). À grands traits, les auteurs martèlent les résultats de l'enquête CREDES : les adultes déclarent plus de maladies quand ils ont connu des problèmes affectifs durables avant 18 ans. Les troubles de santé des adultes sont bien plus fréquemment associés aux problèmes affectifs durables qu'au décès ou à la séparation des parents. Cinq problèmes affectifs durables vont de pair avec des risques accrus de maladie et de consommation médicale.

Quels sont donc dans cette grande enquête les problèmes de l'enfance qui ne sont pas équivalents en termes d'impact sur la morbidité à l'âge adulte ?

Certains événements de l'enfance sont associés avec des surmorbidités bien plus considérables que d'autres. Dans la recherche[48], les événements significatifs retenus sont :

- Le grand manque d'affection vécu pendant la jeunesse est associé avec les suppléments de déclarations de maladies les plus importantes : +49% dans ce cas pour le nombre total de maladies retenues dans l'étude, les troubles à expression psychiques (+79%) étant plus que doublés, les affections de l'appareil respiratoire étant accrues de +57% et celles de l'appareil digestif augmentées de +57% également.
- Le conflit des parents (vécu avant 18 ans) est aussi associé à des suppléments de déclarations de maladies très importantes : +45% pour le nombre total de maladies. Les surmorbidités les plus élevées sont : +56% pour les affections de l'appareil cardiovasculaire, +56% pour celles de l'appareil respiratoire.
- L'absence prolongée des parents correspond à + de 36% de déclarations de maladie.

[48] Pour une étude statistique approfondie des résultats voir Georges Menahem, Problèmes de l'enfance, statut social et santé des adultes, Rapport CREDES, juin 1994.

- La maladie grave, le handicap ou l'accident d'un des parents, enfin, est associé à +26% de déclarations quand il s'agit de la mère, et à +23% quand il s'agit du père.

À côté de ces éléments macro sociologiques qui fondent l'approche épidémiologique, l'auteur fait un certain nombre d'observations tirées d'entretiens qui utilisent la socio-analyse comme le fait Vincent de Caulejac dans sa quête de construire le roman familial[49]. Ce qui est intéressant dans « ces romans familiaux » est que l'enfance impacte l'état de santé de l'adulte à travers un filtre bien précis qui s'appelle la famille. Et l'auteur en tire des conclusions d'une grande importance dans ce process intergénérationnel. Voilà ce qui dit Georges Menahem sur ce rôle de la famille : « En définitive, ce qui fait mal dans l'enfance, ce sont les souvenirs de la famille en tant qu'elle est une fiction sociale réalisée. Les événements sont davantage interprétés comme des faits traumatiques lorsqu'ils prennent sens à travers un récit mettant en scène des relations familiales déjà insatisfaisantes du point de vue du narrateur, insatisfaction qui s'exprime dans l'écart entre ce qu'il a vécu en famille et les normes culturelles prescrites en matière familiale – que ces normes concernent l'attention portée à la progéniture (grand manque affectif, délaissement), la place de l'enfant dans la constellation des relations familiales (préférences parentales, enfant bouc émissaire, étouffement par un des parents), ou encore par les relations entre les parents (conflits conjugaux, relation fusionnelle). L'enfant est alors marqué par « l'ambiance familiale ». Et cette marque portée par l'enfant sera supportée à l'âge adulte à travers les conséquences sur sa santé »[50].

Cette famille va jouer aussi un autre rôle de transmission d'un certain nombre de pratiques à l'encontre du soin au corps (regard sur le corps, entretien et hygiène du corps, prendre soin du corps). L'autre conclusion de Georges Menahem est claire : « Tout se passe comme si le manque d'attention des parents se reproduisait dans le manque d'attention de l'individu pour lui-même, en particulier en matière d'hygiène et de santé, ce qui explique en

[49] Vincent de Caulejac, L'histoire en héritage, Roman familial et trajectoire sociale, Petite bibliothèque Payot, Paris, 2012.
[50] Georges Menahem, « Quand l'enfance fait mal », art. cité, p.97.

partie la plus grande sensibilité aux maladies »[51]. Les enfants qui évoquent ces carences affectives durables sont aussi ceux qui consultent le moins les médecins, ce qui correspond à un risque accru de déclarer des maladies à l'âge adulte.

L'analyse devient passionnante quand l'auteur va jusqu'à évoquer « le manquement à la règle du don ». Que veut-il dire par là ?

L'auteur affirme que « ce qui fait mal dans l'enfance semble être le manquement à la règle du don ». La famille comme le dit par ailleurs Pierre Bourdieu [52] est un espace d'échange et l'enfant doit recevoir gratuitement (logique du don) et dans des proportions identiques aux autres éléments de la parentèle.

Si tel n'est pas le cas, il y a souffrance et « la maladie est à la fois signe du partage de substance familiale et signe de la place particulière de l'enfant dans la circulation affective qui anime la constellation familiale »[53].

Dans un autre texte portant sur la même cohorte d'individus enquêtés, l'auteur donne une série de résultats sur les troubles de l'enfance et le sort des femmes[54]. On savait par ailleurs que la survenue à l'âge adulte d'un épisode dépressif majeur est significativement liée « aux événements de vie stressante durant l'enfance », mais aussi « aux événements de vie traumatique depuis la naissance » ou « à la séparation des parents pendant au moins un an ».

Si l'auteur admet « que le constat d'associations entre problèmes affectifs de l'enfance et déclarations de maladies à l'âge adulte montre bien qu'il subsiste dans le psychisme des traces durables des traumatismes associés aux premières années ou des carences plus profondes dans les souvenirs

[51] Art. cité p.98.

[52] Pierre Bourdieu « À propos de la famille comme catégorie réalisée », Actes de la Recherche en Sciences sociales, décembre 1993.

[53] Art. cité, p.102.

[54] Georges Menahem et Patrick Bantman, « Souvenirs d'enfance et maladies d'adultes, L'étrange vulnérabilité psychique des femmes à leurs problèmes d'enfance », Dialogue, 1994.

d'enfance »[55], les phénomènes en question semblent impacter plus les femmes que les hommes.

Très finement l'auteur discute des catégories psychanalytiques mises en avant dans l'explication des causalités entre les troubles de l'enfant et les pathologies du psychisme à l'âge adulte : s'agit-il des seuls événements graves qui vont se traduire par des stress post-traumatiques ou s'agit-il plus comme le suppose Sigmund Freud lui-même de conflits endopsychiques ?[56] Sur ce débat tout juste évoqué ici la réponse est complexe. Fort d'entretiens faits durant le travail d'enquête, le texte laisse entendre que la trace psychique ou psychosomatique va dépendre de l'événement traumatique, de la façon dont l'individu se le représente et réagit.

Néanmoins, statistiquement, si la sensibilité des femmes aux événements marquants de l'enfance se traduit au moins deux fois plus souvent par des troubles psychiques que par des maladies somatiques, ce résultat est très marqué selon les milieux sociaux. La traçabilité psychique des troubles de l'enfance à l'âge adulte – surtout significatif chez les femmes- est largement renforcée dans les milieux sociaux défavorisés.

Certes ces articles parus dans la Revue dialogue sont déjà riches de plein d'enseignements sur l'impact de l'enfance sur la vie adulte mais l'auteur va plus loin dans une étude plus fine parue dans la revue Population[57]. Il y développe un véritable modèle entre l'enfance et le futur de l'individu en termes d'état de santé.

L'originalité du travail de Georges Menahem sur la mesure de l'impact des conditions de l'enfance :

Georges Menahem reconnait au début de son travail, l'existence d'un nombre significatif d'études quantitatives qui ont permis

---

[55] Ibid., p.108.

[56] L'auteur évoque sur ce registre les thèses largement débattues comme celle de l'attachement de Bowlby et celle de l'autonomie de Winnicott. Il rappelle également les recherches de Brown et Harris pour lesquels, la séparation d'avec la mère avant 11 ans est un facteur important de vulnérabilité à la dépression.

[57] Georges Menahem, Troubles de santé à l'âge adulte et difficultés familiales durant l'enfance », Population, n°47, 1992.

d'établir un lien statistique entre le souvenir de traumatisme juvénile et le constat de maladies particulières telles que le diabète (États-Unis), la maladie de Parkinson (Grande-Bretagne) ou la schizophrénie (États-Unis).

L'un des apports essentiels des données présentées dans le travail de l'auteur est d'étendre cette liaison entre l'accroissement du risque épidémiologique et les événements de la jeunesse, à un échantillon représentatif des ménages urbains vivant en France[58].

Il a été demandé aux individus interrogés de répondre aux deux questions suivantes :

- Voici une liste de maladies ou de malaises courants établie par des médecins. Avez-vous souffert de l'une d'entre elles au cours des douze derniers mois ?
- Avez-vous connu des événements familiaux graves durant votre jeunesse ?

Georges Menahem précise que les déclarations d'un individu sur sa jeunesse représentent des éléments que le sujet de l'étude reconstruit : c'est un processus de rationalisation et de mise en concordance du passé avec le présent que la psychanalyse désigne par roman familial. Par exemple, l'item « dispute et mésentente entre ses parents » renvoie, soit à la conscience toujours présente de traumatismes familiaux juvéniles, soit à de vieux souvenirs confus et mal datés, réactualisés par des difficultés présentes dans les relations avec ascendants, et plus généralement, avec sa famille. Cette hypothèse de reconstitution « du roman familial » est d'autant plus plausible qu'il y a de fortes correspondances entre témoignage de difficultés passées et déclaration de gênes dans la vie quotidienne du moment. Mais l'auteur se montre optimiste car, selon lui, nous sommes d'autant plus conduits à supposer que les réponses formulées par les individus au questionnaire de l'Insee ont été parties prenantes de ce roman familial.

[58] D'après des données de l'Institut National de la Statistique et des études économiques (INSEE).

L'impact des conditions de l'enfance :

Georges Menahem met à disposition deux strates de résultats significatifs. À défaut d'analyser l'ensemble de son travail, une attention particulière peut être portée sur celle concernant la compréhension et l'approfondissement du lien entre l'existence de traumas juvéniles et le développement, a posteriori, de pathologies à l'âge adulte.

Dans un premier temps, l'auteur insiste sur le fait que le nombre de symptômes déclarés par les individus enquêtés varie davantage selon les conditions de l'enfance que selon le seul milieu social. En ce sens, l'approche est originale par rapport à l'épidémiologie conventionnelle.

Quelques liaisons paraissent suffisamment éclairantes pour être rappelées :

L'auteur note, en premier lieu, un lien significatif, quelle que soit la catégorie sociale, avec les déclarations de mésentente grave ou de dispute entre les parents. Il est ainsi possible de supposer que l'augmentation nette du taux de maladies à l'âge adulte est induite par les facteurs liés à la détérioration du climat familial de l'enfance. Le trouble est d'autant plus marquant quand il n'y a pas eu de séparation des parents, que lorsqu'une rupture a éloigné des conflits et disputes du foyer.

La surmorbidité est relativement plus importante en cas de décès avec maladies graves que sans maladie, handicap ou accident grave. Cette situation serait liée à une sorte d'influence des fonctions héréditaires, prédisposant à certaines vulnérabilités et donc aux maladies.

La déclaration d'une maladie, d'un handicap ou d'un accident grave du parent du sexe opposé a également un lien avec l'état de santé à l'âge adulte de la personne interrogée, toujours plus important que celle correspondant au parent du même sexe. Si l'enquêté est un homme, il sera plus affecté si le trouble concerne sa mère, et vice versa. L'interprétation est ici plus délicate : les sur morbidités déclarées correspondantes sont associées au trouble de la relation affective établie durant l'enfance et ceci, d'autant plus que ce parent a une place privilégiée dans l'imaginaire de l'enfant (ce qui expliquerait, selon Georges Menahem, que les affections de celui que la théorie psychanalytique appelle « œdipien » jouent le rôle le plus significatif).

Dans le même registre, les problèmes graves de mésentente parentale sont associés à une plus forte translation vers des morbidités élevées (fait plus significatif chez la femme que chez l'homme). La mésentente impacte plus les adultes que les seuls problèmes de séparation.

Les femmes interrogées sont plus fréquentes à déclarer un nombre de maladies si elles ont connu leur père gravement malade que si leur mère avait été concernée. Pour les hommes, la situation inverse s'observe.

De cette première strate de résultats, il est important de retenir que l'état de santé ressenti d'un sujet semble donc être plus dépendant des représentations qu'il se fait de son enfance que de son niveau de vie à l'âge adulte. Ce résultat est riche d'enseignement : d'une part, comme l'auteur l'avait lui-même dit dans différentes notes d'études, l'enfance n'impacte pas d'une façon mécanique la santé à l'âge adulte. Il ne s'agit en aucun cas d'un déterminisme brut où le sujet n'aurait aucune fonction : le sujet se construit une représentation de son enfance et des liens qui se sont tissés. Le roman familial contient donc en tant que construction une part de souvenirs objectifs et précis et une part de données imaginées, « représentées ».[59] D'autre part, il éclaire bien certains des mécanismes macrosociaux qui déterminent les influences intergénérationnelles.

Liens entre groupes de maladies et événements survenus dans l'enfance

La deuxième strate de résultats repose sur des modèles de régression établissant des liaisons significatives entre les

[59] Ainsi, comme le reconnait Georges Menahem, le sujet peut réagir et entrer dans un processus de résilience. Voir pour cela Boris Cyrulnik, Gérard Jorland, Résiliences, connaissances de base, Odile Jacob, Paris, 2012.

groupes de maladies et les événements survenus dans l'enfance, par sexe :

- Le groupe Q (pathologies dites du quotidien) : mal à l'estomac, maux de tête, migraines, douleurs des mains et du genou, douleurs de la nuque et des épaules, douleurs du dos et des hanches ;
- Le groupe A (maladies dites atomiques et associées) : hémorroïdes, allergies, eczéma, maladies de la peau, asthme, rhumes, grippes, varices, maladies de la vessie, prostate, hépatite ;
- Le groupe P (pathologies du psychique) : dépression, maladie nerveuse, amaigrissement important ;
- Le groupe R (autres maladies) : maladie nerveuse et organique, hypertension, maux de dents, diabète ;
- Le groupe H : infarctus, maladies de l'appareil respiratoire, néphrites et calculs rénaux, maladies des os et de l'appareil locomoteur.

La plupart des résultats produits sont très intéressants, mais ils doivent être considérés avec prudence.

D'abord, pour les affections sensibles à la fois à la mésentente et à la maladie des parents (groupe Q et A) : les troubles du quotidien sont significativement corrélés avec la déclaration du caractère conflictuel de l'univers parental ; en revanche, les troubles dits atomiques (couvrant des affections plus hétérogènes) sont reliés à la déclaration concernant la maladie, le handicap ou l'accident grave du parent du sexe opposé. Ce résultat pourrait s'expliquer par le fait que les personnes très sensibles à la qualité des relations affectives ayant présidé leur première socialisation auraient une capacité plus grande à exprimer tout ce qui réactiverait leur sensibilité passée. L'un de leurs moyens d'expression privilégiés serait le corps et ses souffrances. Cette hypothèse est forte pour les pathologies du groupe Q et plus faible pour le groupe A.

Concernant les affections sensibles principalement à la mésentente des parents (groupes P et R) : les maladies psychiques du groupe P sont très fortement liées avec l'évocation d'une mésentente grave entre les parents. Dans ce cas, la représentation de l'enfance correspondrait plus à une carence en matière de structuration des rôles qu'à un manque de relations affectives gratifiantes. Les pathologies très hétérogènes du groupe R sont plus fréquemment déclarées si les individus disent avoir connu des mésententes graves entre les parents ou leur séparation.

Enfin, les maladies les plus sensibles à la mort précoce de l'un des parents (les pathologies du groupe H) sont plutôt liées à la mort précoce du père.

Georges Menahem rappelle souvent que ces corrélations doivent être interprétées avec précaution. Les conclusions qu'il propose n'en sont pas moins éclairantes sur l'intérêt de ce travail. Il est d'abord rappelé que la liaison avec les déclarations de mésentente grave entre les parents est très importante (significative pour 14 affections). Globalement, l'analyse par sexe montre une plus grande sensibilité de la femme à la mésentente entre les parents.[60]

Que conclure de ces résultats ?

Trois pistes interprétatives sont proposées par l'auteur, à considérer également avec précaution.

D'abord, la culture psychanalytique incite à voir dans ces résultats une sorte de « confirmation statistique » des hypothèses freudiennes, concernant le caractère déterminant des traumatismes juvéniles. Mais l'auteur exige de la prudence : « Prétendre faire la démonstration de l'existence d'un inconscient dont les fondements seraient enracinés dans les premières expériences juvéniles suppose de franchir d'autres étapes »[61]. L'auteur par ces divers travaux s'arrêtant au stade de

[60] Ce résultat rejoint et conforte celui publié dans l'étude parue dans la Revue Dialogue. Cf. Georges Menahem, P. Bantham, « Souvenir d'enfance et maladies d'adultes. L'étrange vulnérabilité psychique des femmes à leurs problèmes d'enfance », Dialogue, n°126, 1994.

[61] Georges Menahem, « Troubles de santé à l'âge adulte et difficultés familiales dans l'enfance », Population, 1992, 47, p. 924.

la corrélation statistique, l'ordre des causalités est plus difficile à démontrer.

Puis, la culture sociologique conduit plutôt à penser que cette prévalence des troubles de l'enfance peut impacter la position de l'acteur dans le groupe social vis-à-vis des structures sociales et dans le système de santé.

Enfin, la culture anthropologique apporte un éclairage sur les mécanismes liés à la culture du milieu (culture de la parenté, par exemple) que les sujets mobilisent ou pas pour gérer leurs maladies. C'est bien la première socialisation –celle de l'enfance et un peu plus tard celle de l'adolescence- qui vont laisser des traces profondes sur la façon de gérer à l'âge adulte son capital santé. Chacun fait face différemment à la maladie et on le verra plus loin sur les comportements à risques. En guise d'illustration de cette traçabilité profonde de la socialisation de l'enfance, on peut citer la conclusion du sociologue Serge Paugam à partir d'une remarquable étude sur le devenir en santé d'enfants placés [62]. Il n'hésite pas à attribuer au concept d'habitus la grande responsabilité dans les mécanismes de production de la santé à l'âge adulte quand l'enfant a vécu une trajectoire sociale typée dans l'enfance : « Ces résultats sur la violence ou la maltraitance durant l'enfance conduisent, bien entendu, à poser clairement la question de la reproduction. Comment expliquer par exemple qu'une femme ayant subi des abus sexuels dans son enfance ait une probabilité plus forte de subir des violences physiques dans son couple à l'âge adulte ? Comment expliquer qu'un homme ayant été maltraité dans son enfance ait également une probabilité plus forte d'avoir des comportements violents à l'égard de la personne avec qui il vit à l'âge adulte ? ».

Ces interrogations sur la reproduction sociale de la santé sont d'une très grande importance. Elles concernent certes un certain nombre de comportements pathologiques mais aussi la

[62] Serge Paugam, Jean-Paul Zoyem, Abdia Touahria-Gaillard, Le Placement durant l'enfance : quelle influence à l'âge adulte ? Rapport de l'Observatoire national de l'enfance en danger, mai 2010.

reproduction des comportements addictifs, des attitudes à risque et la gestion du capital santé de sorte que de père en fils on se retrouve avoir les mêmes pathologies ou des morbidités lourdes à l'âge adulte.

Serge Paugam et son équipe donnent une réponse à ces questions difficiles en s'appuyant sur la théorie de Pierre Bourdieu[63] : « Ces questions peuvent, au moins partiellement, être éclairées par la théorie de l'habitus que Pierre Bourdieu notamment a forgé pour expliquer la reproduction des comportements culturels. En soulignant que tout individu intériorise et incorpore au cours de son histoire un système de dispositions à agir, percevoir, sentir et penser d'une façon qui lui permet de s'orienter sans recours à la réflexion consciente dans l'espace social selon la position qu'il y occupe, cette théorie met l'accent à la fois sur les conditions de socialisation et sur les dispositions acquises fonctionnant comme des automatismes. En suivant cette théorie, on pourrait dire que les mauvais traitements subis dans l'enfance sont incorporés comme le reste des dispositions acquises et peuvent se reproduire à l'âge adulte , soit par l'acceptation fataliste de la violence et par l'identification automatique à la position dominée – dans le cas des femmes victimes d'abus sexuel par exemple- soit, au contraire par le refus obsessionnel de la violence subie et par le retournement de la position dominée en position dominante, dans le cas notamment des hommes maltraités dans l'enfance qui agissent, à leur tour, de façon violente en s'identifiant ainsi à leur ancien bourreau »[64].

Cette longue citation est utile car, primo, elle signifie bien que tous les mécanismes de socialisation qui fabriquent le « roman familial » d'un sujet jouent un rôle déterminant dans le « process » de la reproduction sociale. La notion d'habitus représente un catalyseur qui permet de comprendre comment s'opère la transmission intergénérationnelle[65]. En second, elle

[63] Pour une présentation claire de ce concept, voir Paul Vinaches, « L'habitus : concept médiateur », DEES, octobre 1998.
[64] Serge Paugam et alii, op.cité, p.47.
[65] Pierre Bourdieu « Stratégie de reproduction et modes de domination » ? Les Actes de la recherche en sciences sociales, Stratégies de reproduction et

demande de bien réfléchir sur le déterminisme social et culturel entre les générations. Le destin social est-il impacté radicalement ou avec nuance et pondération ? L'épidémiologie sociale à travers une abondante littérature se montre très nuancée sur ces débats : pour de nombreux auteurs, l'existence de corrélations franches ne signifie pas obligatoirement causalité car il y a de la résilience dans la trajectoire des acteurs[66].

Pour se recentrer sur le seul travail de Georges Menahem, on acquiert la certitude que les individus présentent des vulnérabilités qui, dans des conjonctures sociales singulières de leur trajectoire de vie, se manifestent par des malaises ou des maladies graves. Mais comment ces difficultés de l'enfance – réelles ou fantasmées- débouchent-elles sur des troubles de santé à l'âge adulte ? Des travaux plus récents en sciences sociales de la santé ont identifié ces mécanismes macrosociaux de la transmission et de la reproduction des chances ou des malchances en santé.

Un corpus de trois hypothèses au cœur de la reproduction sociale de santé

Alors que les sciences sociales de la santé étaient restées longtemps muettes sur l'exacte influence sur la morbidité à l'âge adulte, plusieurs études récentes ont avancé des hypothèses fortes sur cette liaison dans la durée. [67] Elles

---

transmission des pouvoirs, vol. 105, décembre 1994 ; Anne Jourdain, « Héritage et transmission dans la sociologie de Pierre Bourdieu », Idées économiques et sociales, n°166, 2011.

[66] Raymond Massé, «Antécédents de violence et transmission intergénérationnelle de la maltraitance », Les classiques des sciences sociales, 1994 ; voir également Annick-Camille Dumaret, Marthe Coppel-Batsch, « Evolution à l'âge adulte d'enfants placés en famille d'accueil », La Psychiatrie de l'enfant, Paris, Puf, 1996.

[67] Alain Trannoy, « Inégalités de santé : le rôle des transmissions intergénérationnelles », Economie Publique, n° 24-25, 2009 ; M. Devaux, Florence Jusot, Alain Trannoy, S. Tubeuf, Inégalités des chances en santé : influence de la profession et de l'état de santé des parents, Institut de recherche et de

reprennent d'abord d'anciennes hypothèses grandement débattues chez les épidémiologistes anglais : l'hypothèse de latence et celle du cheminement. Les épidémiologistes français ajoutent une troisième hypothèse, celle de la transmission intergénérationnelle de la santé.

Le tableau 2 présente les différentes régressions logistiques mises en œuvre par les auteurs français. Qu'en conclure ?

Dans l'hypothèse de latence, les conditions de vie dans l'enfance (logement, alimentation) auraient un effet direct sur la santé à l'âge adulte. Il existerait ainsi une programmation précoce dans l'enfance dont les effets peuvent rester sans expression pendant longtemps, mais induire à long terme un très mauvais état de santé et l'apparition de maladies graves à l'âge adulte.[68]

Dans l'hypothèse de cheminement, les conditions de vie dans l'enfance auraient une influence indirecte sur l'état de santé, passant par l'influence sur le statut socio-économique du descendant. En effet, ce dernier aurait un impact sur l'état de santé indépendamment du milieu social d'origine.

Dans l'hypothèse de la transmission de santé, l'idée est tirée de la fameuse théorie du capital humain en santé de l'économiste Michael Grossman, largement débattue en économie de la santé depuis les années 7O. Partant tous avec un capital de santé (capital d'origine), il appartient alors à chacun de maintenir ce capital par des actes de prévention et de soins curatifs. Les auteurs considèrent que la santé est un capital qui évolue avec l'âge et selon les comportements adoptés dans le cycle de vie. Mais le capital initial dont chacun hérite est en partie lié à l'état de santé des parents, par l'intermédiaire d'un patrimoine génétique commun, mais également par la transmission de comportements liés à la santé. L'existence d'un stock de capital

---

documentation en économie de la santé (Irdes), Question d'économie de la santé, 118, 2007

[68] Cette hypothèse est largement reconnue chez les épidémiologistes anglais. Cf. D. Baker, "Fetal origins of coronary heart disease", British Medical journal, 1995; A. Case, A. Foertig, C. Paxson, "The lasting impact of childhood health and circumstance", Journal of health Economy, 2005

santé différencié selon le milieu social est sous-entendue et passe par une transmission intergénérationnelle.

TABLEAU 2 : Proposition de quatre modèles logistiques

Les quatre modèles successifs estiment la probabilité de déclarer un bon état de santé Y. F est la fonction de répartition de loi logistique. Notons CS la condition socioprofessionnelle mesurée par la classification ISCO. Les déterminants X introduits dans les modèles sont, d'un côté, les caractéristiques sociales des parents notées $CS_{père}$ et $CS_{mère}$ et leur état de santé noté $ES_{père}$ et $ES_{mère}$, de l'autre, les caractéristiques sociales du descendant, sa classe sociale notée $CS_{descendant}$ et son niveau d'éducation noté $Éduc_{descendant}$.

Modèle 1 :

$$P(Y=1/X) = F(\beta_1 \times sexe + \beta_2 \times âge + \beta_3 \times CS_{père} + \beta_4 \times CS_{mère})$$

Modèle 2 :

$$P(Y=1/X) = F(\beta_1 \times sexe + \beta_2 \times âge + \beta_3 \times CS_{père} + \beta_4 \times CS_{mère} + \beta_5 \times CS_{descendant})$$

Modèle 3 :

$$P(Y=1/X) = F(\beta_1 \times sexe + \beta_2 \times âge + \beta_3 \times CS_{père} + \beta_4 \times CS_{mère} + \beta_5 \times CS_{descendant} + \beta_6 \times ES_{père} + \beta_7 \times ES_{mère})$$

Modèle 4 :

$$P(Y=1/X) = F(\beta_1 \times sexe + \beta_2 \times âge + \beta_3 \times CS_{père} + \beta_4 \times CS_{mère} + \beta_5 \times CS_{descendant} + \beta_6 \times ES_{père} + \beta_7 \times ES_{mère} + \beta_8 \times Éduc_{descendant})$$

Note : Quatre modèles logistiques sont faits à partir du schéma des trois hypothèses présentées précédemment. Des modèles sur la probabilité de déclarer un bon état de santé y sont élaborés, puis sont introduites des variables explicatives (catégorie sociale de la mère et du père ainsi que celle du descendant, état de santé du père, de la mère, le niveau d'éducation du descendant).

Dans le contexte contemporain des sciences sociales et humaines, le constat le plus marquant des travaux présentés jusqu'à présent est que, pendant longtemps, la tradition dominante dans les seules sciences sociales de la santé a été d'ignorer ce que l'enfance représente comme cause de l'état de santé à l'âge adulte. Cette situation paradoxale est également plus marquée en France qu'à l'étranger dans le cadre de l'épidémiologie anglo-saxonne plus habituée à l'étude longitudinale de cohortes statistiquement importantes. Le fait est d'autant plus significatif qu'aujourd'hui aux États-Unis plus particulièrement, de très importants travaux ont été consacrés à « resacraliser » ce temps de l'enfance dans l'avenir de la population adulte. C'est tout particulièrement le cas des travaux d'économistes nord-américain, Prix Nobel de sciences économiques. D'abord il faut citer Angus Deaton qui tout au long de son œuvre rappelle que le facteur « être en bonne santé » impacte certes la longévité mais surtout la prospérité économique[69]. Il fait de la santé un déterminant majeur du développement économique. Jamais depuis le révérend Malthus, la santé n'avait revêtu une telle importance dans la richesse des nations et la production des inégalités humaines.

Mais c'est à l'économiste James J. Heckman que l'on doit les conclusions les plus remarquables sur le rôle de l'enfance.[70] Depuis le milieu des années 2000, l'auteur élabore une littérature décisive sur les tenants économiques de la petite enfance. Selon lui, nombre des inégalités que l'on observe maintenant aux États-Unis (de nature économique, sociale ou de santé) trouvent leur origine dans les premières années de la vie. Etant donné la très forte transmission intergénérationnelle des avantages et désavantages dans la société américaine, on peut affirmer que naître dans un foyer défavorisé devient de plus en plus "une fatalité" selon James Heckman. Il y a là le socle d'une forte reproduction sociale. Puisque la petite enfance devient une période si cruciale dans le développement futur de l'adulte, elle devient aussi la période décisive pour pouvoir modifier les trajectoires défavorisées dans la mesure où de nombreuses compétences cognitives, socio-affectives essentielles pour réussir sa vie se développent dans ces premières années. La thèse de l'auteur devient claire : une politique sociale peut combler le fossé qui se creuse entre les riches et les pauvres. En effet, il faut maintenant tenir compte des grands acquis de la

[69] Angus Deaton, La grande évasion, Santé, richesse et origine des inégalités, Paris, Puf, 2016.

[70] James J Heckman, Giving kids a fair chance, Cambridge (Mass.) The Mitt Press, Boston review Books, 2013.

recherche. D'abord, l'auteur insiste sur les compétences non cognitives comme la motivation, l'attention et la maîtrise de soi. Elles sont aussi importantes dans le développement futur que les compétences cognitives. Les travaux de James Heckman insistent beaucoup sur ce fait. Puis, les compétences cognitives et non cognitives se développent très tôt dans la vie et une fois que les lacunes apparaissent, il est plus difficile d'y remédier. Enfin, on reconnait que contrairement au déterminisme génétique, une intervention dès le début de la vie – dès la prime enfance- peut produire de bons résultats qui durent dans le temps. Ces résultats sont certes bénéfiques aux enfants qui participent à ces programmes d'éveil[71] mais cela impacte aussi toute la vie de la communauté de vie de l'enfant. Les adultes bénéficiant de ces programmes sont mieux intégrés, réussissent mieux d'un point de vue professionnel, ont une meilleure santé, connaissent moins de déviances devant faire appel aux services sociaux.

Ces travaux pionniers sont vraiment très novateurs par rapport aux approches traditionnelles de l'économie en mettant en avant les mécanismes par lesquels on peut modifier le destin des gens et leurs trajectoires sociales descendantes. Du moins cela sert de guide aux politiques sociales qui ont souvent un caractère généraliste reposant sur des redistributions un peu à l'aveugle. Prendre pour cible l'enfance comme socle du développement pour garantir une bonne santé plus tard et une réussite scolaire en jouant beaucoup sur les compétences non cognitives. Voilà de quoi surprendre.

Hériter de la santé : du mode intergénérationnel au mode transgénérationnel

Dans un article qui date déjà un peu, Dennis Ahlburg[72] s'étonne que les sciences sociales et humaines dont l'analyse

[71] Il y a aux États-Unis plusieurs programmes de cette nature : le projet Perry Preschool. Ce programme date un peu et concerne un petit échantillon. Le programme Head Start est plus récent et de plus grande ampleur.
[72] Dennis Ahlburg « Intergenerational transmission of health », The American economic review, 2002

économique aient insisté surtout depuis fort longtemps sur le poids des héritages en argent qui se transmettent de père en fils représentant la principale cause des inégalités entre les catégories sociales. En second, viennent les héritages culturels par éducation. Mais il affirme aussi dans ce texte qu'un héritage de la santé s'opère entre les générations. On lègue de la santé comme on lègue de l'argent, du patrimoine. Aujourd'hui donc une transmission intergénérationnelle de l'état de santé est reconnue et démontrée. Cette corrélation entre l'état de santé des parents et des enfants s'explique aussi bien par le patrimoine génétique commun que par une transmission des comportements liés à la santé.

Plusieurs auteurs ces dernières années se sont attachés à expliquer et comprendre les inégalités sociales de santé en testant tout particulièrement cette fameuse « hypothèse de transmission intergénérationnelle » qui dans les faits doit faire comprendre que la santé des ascendants impacte celle des descendants. C'est par exemple le cas de l'étude de Marion Devaux, Florence Jusot, Alain Trannoy et Sandy Tubeuf. Leur étude met en évidence les inégalités de chances en santé chez des seniors selon le milieu social d'origine et la longévité des ascendants directs. Cet indicateur de longévité devant être considéré comme un proxy de la bonne santé.

« L'hypothèse de transmission intergénérationnelle » disent les auteurs[73] « n'est pas rejetée par les données puisqu'un effet de la longévité relative du père et en particulier de son statut vital sur la santé à l'âge adulte est observé. L'effet de la longévité relative de la mère disparait en revanche après contrôle par le niveau d'instruction du descendant ». Dans cette transmission intergénérationnelle de santé, on trouve deux héritages : le génétique et le social par la transmission des préférences et des comportements en matière de santé. Sur le deuxième facteur qui intéresse de prime abord les chercheurs[74], on n'insistera jamais

---

[73] Marion Devaux, Florence Jusot, Alain Trannoy et Sandy Tubeuf, « la santé des seniors selon leur origine sociale et la longévité de leurs parents », Économie et Statistique, n° 411, 2008

[74] Pour la simple raison, que les politiques sociales peuvent compenser les injustices issues du destin social alors qu'on peut difficilement amortir ce qui

assez sur le rôle de la socialisation familiale qui façonne par divers mécanismes la santé des descendants. Il y a un héritage culturel du capital santé qui est tout aussi important dans les faits que l'héritage génétique.

Un autre résultat qui s'inscrit dans la même logique est que l'impact de l'héritage social chez les descendants peut être « contrarié » par la destinée sociale du descendant (par exemple, l'acquisition d'un statut socio-économique supérieur à celui des ascendants).

Le déterminisme social en matière de comportements à risque, de rapport au corps, de l'art de se soigner ou de prendre soin de soi est certes ancré dans la socialisation familiale mais cela peut se modifier par le niveau d'éducation acquis par exemple par l'école et l'enseignement supérieur ou la fréquentation de milieux socio-professionnels éloignés du milieu d'origine.

Néanmoins, les travaux récents dont on dispose confirment qu'en général (en population générale), on a bien une confirmation des trois hypothèses du modèle de reproduction sociale : l'hypothèse de latence qui mesure l'influence directe des conditions de vie dans l'enfance, l'hypothèse du cheminement qui évalue l'effet indirect passant par l'influence du milieu d'origine sur les trajectoires de vie ultérieure de l'enfant et notamment son statut socioéconomique. Et puis cette hypothèse de la transmission intergénérationnelle du capital santé qui se décompose en deux : d'un côté, le capital génétique et de l'autre, le capital culturel de santé qui s'exprime par les comportements et les pratiques liées à la santé. On dispose à cet égard d'un certain nombre de validations empiriques de cette

---

est issu du génétique. Dès lors, dans la trajectoire sociale des acteurs, il y a des facteurs qui paraissent acceptables (juste parce qu'ils ne dépendent pas de l'ordre social) et d'autres sont considérés comme injustes parce qu'ils sont produits par le monde social. Ainsi, selon des philosophes, on tend à opposer ce qui ressort de la volonté et du comportement responsable de l'individu de ce qui s'apparente aux circonstances de la vie qui s'imposent à l'acteur sous forme de contrainte. La chose n'est pas si simple comme on le verra sur les comportements à risques. Et d'une façon générale comme le souligne un auteur comme Amartia Sen même sur des différences issues de la nature, il y a possibilité d'apporter des mesures compensatrices (compensation des handicaps).

modélisation de la reproduction de l'inégalité sociale de santé intergénérationnelle. C'est le cas d'une étude européenne menée par l'équipe de Florence Jusot, Sandy Tubeuf et Alain Trannoy[75]. On peut y lire quelques conclusions significatives : « La probabilité d'avoir un bon état de santé perçue augmente tout d'abord avec le milieu social d'origine. Ainsi, les individus dont le père était « ouvrier ou employé non qualifié » ont significativement moins de chances d'avoir un bon état de santé perçue que les individus dont le père occupait l'une des autres professions. Les résultats montrent l'existence d'un gradient associé au milieu social d'origine, la probabilité d'un bon état de santé augmentant tout au long de la hiérarchie sociale ». Cela rejoint le cœur d'une autre étude de Bénédicte H. Apouey et Pierre-Yves Geoffard[76] : « Nos analyses mettent en lumière une forte transmission intergénérationnelle de la santé subjective, de la morbidité, et de la corpulence entre parent et enfants. La santé subjective de la mère est positivement associée à la santé subjective de l'enfant. Et cet effet semble assez important. La santé subjective du père est aussi corrélée à la santé subjective, à la faible morbidité, et à la santé digestive de l'enfant. Dans ce contexte, des politiques qui amélioreraient les différentes composantes de la santé des parents pourraient s'avérer plus efficaces que prévu, dans la mesure où elles pourraient bénéficier non pas seulement aux adultes directement visés, mais aussi à leurs enfants ».

Cette transmission intergénérationnelle est donc importante. Elle est souvent peu prise en compte dans les politiques de lutte contre les inégalités sociales de santé focalisées sur la santé des enfants. On prend assez facilement des mesures de prévention et autres soins à l'encontre des enfants eux-mêmes alors même qu'il existe dans la durée un mécanisme plus indirect qui lie capital de santé des parents et capital santé des enfants. Des

[75] Florence Jusot, Sandy Tubeuf et Alain Trannoy, « Tel père, Tel Fils : l'influence de l'origine sociale et familiale sur la santé des descendants en Europe », Retraite et société, n°58, 2009

[76] Bénédicte H. Apouey et Pierre-Yves Geoffard, « Le gradient et la transmission intergénérationnelle de la santé pendant l'enfance », Économie et Statistique, n° 475-476 ,2015

parents en mauvaise santé surtout dans les milieux pauvres et défavorisés auront tendance à moins s'occuper de la santé de leurs enfants. Il ne s'agit pas seulement d'une insuffisance de moyens économiques dont on ne peut ignorer l'importance[77] mais de la transmission d'un ensemble de comportements, de croyances, de rapport au corps qui impacte fortement la santé des descendants.

Une autre étude sur l'intergénérationnel présente un intérêt certain, celle menée par Alain Trannoy[78]. Schématiquement, l'auteur se questionne à un double titre. D'abord, quelle est la part héritée dans la santé des descendants ? Puis, quelle est la part des inégalités de santé qui provient de cette transmission ?

Sans prétendre à exhaustivité, on retient quelques conclusions marquantes : « Pour la France, un peu moins de 20% de l'état de santé autoévalué est en relation avec des variables de la génération précédente. Ce résultat obtenu en population générale sur une population âgée ayant quitté depuis fort longtemps le cadre familial initial est impressionnant. » L'auteur fait également ressortir des résultats déjà soulignés dans d'autres études : « On obtient, en général, ce que l'intuition suggère, à savoir qu'il vaut mieux être issu de parents en bonne santé, d'un niveau d'éducation élevé et de PCS + pour se déclarer soi-même en bonne santé. Cela suggère une corrélation positive intergénérationnelle forte entre les variables des ascendants et des descendants ». On peut souligner que l'auteur fait aussi allusion au fait que les variables relatives aux phénomènes sociaux sont aussi importantes que l'hérédité génétique dans la transmission de l'état de santé. Sur ce dernier point, l'influence sociale des parents sur la transmission des comportements et des préférences pour la santé est grande. Ce

---

[77] L'équipe de Bénédicte H. Apouey et Pierre-Yves Geoffard souligne fortement l'influence du revenu sur la santé des individus : « Le gradient dans l'enfance s'interprète de deux façons. En premier lieu, il pourrait capturer un effet causal du revenu familial sur la santé des enfants. En effet, un revenu plus élevé pourrait permettre aux enfants d'être mieux nourris, de vivre dans des logements plus sains, d'avoir accès à des soins de meilleure qualité, et par voie de conséquence d'être en meilleure santé », op.cité, p.114.

[78] Alain Trannoy, « Inégalités de santé : le rôle des transmissions intergénérationnelles » Économie Publique, n°24-25, 2009

qui amène à ce constat fait par les chercheurs : « Les parents semblent prendre en compte leur propre état de santé dans leurs décisions d'investir dans le capital santé de leurs enfants ».[79]

Ce type de résultats a une très grande importance aujourd'hui et pour les années à venir. En effet, il fut un temps où la cohabitation entre générations durait peu de temps et avec peu d'échanges comme le souligne Jean-Jacques Amyot[80]. Certes, cela pouvait être compensé par l'effet de proximité géographique entre les générations (on vivait souvent sous le même toit) mais jamais les liens intergénérationnels n'ont été plus larges (allant jusqu'à parfois plusieurs générations à cause de la grande longévité des aïeux) et denses (extension des moyens de communication). Et de surcroît tous les démographes et autres spécialistes de la communauté familiale remarquent que les différentes générations restent assez proches les unes des autres dans un espace géographique donné. L'ensemble des pratiques sociales, et plus particulièrement des pratiques de santé (sous forme d'information, de mimétisme) peuvent se pérenniser le long de l'arbre généalogique.

Cette nouvelle « clé démographique » donne aujourd'hui également du sens aux approches transgénérationnelles en santé. Il est vrai que dans l'abondante littérature récente dans ce domaine, il s'agit plus de troubles dans le psychisme que dans le somatique. Néanmoins, les maladies physiques sont loin d'être exclues totalement de la transmission transgénérationnelle.

---

[79] Marion Devaux, Florence Jusot, Alain Trannoy, Sandy Tubeuf, « La santé des séniors selon leur origine sociale et la longévité de leurs parents », Économie et Statistique, n°411, 2008

[80] Jean-Jacques Amyot, A la recherche de liens entre les générations, Presses de l'EHESP, 2016

CHAPITRE III

L'HÉRITAGE SOCIAL DES COMPORTEMENTS À RISQUES

(le roman familial de l'adolescence à l'âge adulte)

> « Moi, mon cerveau n'allait plus du tout, c'est là que je m'en suis rendu compte ; j'avais l'alcool dans la tête. J'étais saoule de son alcool, ça me rendait folle, quand je le regardais, je voyais à sa place une énorme bouteille »
>
> Sylvie Fainzang,
> « L'alcoolisme, une maladie contagieuse.
> Réflexions anthropologiques sur l'idée de contagion »,
> 1994

> Cette tentative repose sur un pari : partir de l'exemple d'une maladie non contagieuse du point de vue médical pour montrer ce que recouvre l'idée de caractère contagieux dans les représentations des sujets et, par extension, ce que peut contenir l'idée de contagion d'un point de vue anthropologique »
>
> Sylvie Fainzang

Dans ce qui suit dans ce chapitre nous allons aussi parler de contagion dans le cas de l'alcoolisme et du tabagisme, ce qui est très surprenant surtout comme le dit Sylvie Fainzang que nous sommes « plus familier avec le concept de contagion tel qu'il est forgé par les sciences médicales »[81]. Enseignant nous-même dans une faculté de médecine, il va souvent de soi que les maladies et la mortalité sont des catégories construites dans leur définition à partir de la médecine. Ainsi, si on avance l'idée de l'hérédité dans le patrimoine génétique tout semble aller de soi.

[81] Sylvie Fainzang, « L'alcoolisme une maladie contagieuse. Réflexions anthropologiques sur l'idée de contagion », Ethnologie Française, vol. XXIV, n° 4, 1994.

La recherche la plus contemporaine se porte à chercher les causes génétiques de la survenance des cancers et autres maladies graves qui surviennent sur des sujets jeunes. La médecine prédictive va même jusqu'à proposer d'intervenir avant que la maladie survienne afin d'éradiquer bien à l'avance des événements à fortes probabilités de survenance. On verra plus tard que sur l'alcoolisme, il pèse dans certains contextes familiaux une fatalité qui renvoie au destin génétique. Et la tentation est grande de ramener les comportements addictifs à leur seule base génétique ou d'une hérédité médicale. En ce sens, il est presque absurde de parler de contagion pour le tabagisme et l'alcoolisme.

Or, une abondante littérature aide à douter de la domination de ce paradigme médical dans l'explication des comportements à risques en santé. C'est ce qu'explique Patrick Peretti Watel quand il s'en prend d'une façon sévère et radicale à la dominance du paradigme épidémiologique classique dans l'explication des comportements à risques. Le résumé de l'article se suffit à lui-même : « L'examen de la littérature savante montre que le succès contemporain de la notion de conduite à risques repose largement sur l'application du paradigme épidémiologique à l'étude des comportements humains. D'un point de vue sociologique, ces travaux consacrés aux conduites à risques ont l'inconvénient de faire disparaître la dimension sociale des comportements humains, d'autant que pour tenter de clore les controverses en cours, ils tendent à privilégier des approches qui subordonnent ces conduites à un déterminisme pharmacologique et génétique »[82].

Et il insiste un peu plus loin sur cette tendance à la biologisation des attitudes à risques : «il apparaîtra que la composante sociale des comportements étudiés se trouve remise en question par des approches biologisantes qui tentent de réduire la diversité de leur objet en se repliant dans des laboratoires pour y mener des

[82] Patrick Peretti-Watel, « Du recours au paradigme épidémiologique pour l'étude des conduites à risques » Revue Française de Sociologie, 45-1, 2004.

expériences sur les cobayes, ou en évoquant une programmation génétique »[83].

Dès lors, en épidémiologie sociale, on peut voir les choses différemment. Non seulement le social s'inscrit dans la pensée et le corps, mais on subit à travers les générations le façonnement reproductif de nos comportements. Les comportements à risques n'échappent en rien à cette logique.

Cette hypothèse déterministe est d'une grande importance en santé publique et en matière de prévention. En effet, un des résultats les plus répandus en Santé Publique quand on scrute les causes de la mortalité, et singulièrement la mortalité précoce est que les comportements à risque sont responsables. Fumer, boire, consommer des drogues illicites, avoir une mauvaise alimentation, ne pas se protéger dans les relations sexuelles, avoir une conduite routière dangereuse, pratiquer certains sports extrêmes constituent aujourd'hui un ensemble de comportements à risques d'un très grand intérêt pour le chercheur en Santé Publique. De plus analyser ces comportements comme des faits sociaux factuels ne suffit plus à l'analyste, il est devenu indispensable de les repérer, de les identifier au fil du temps et en considérant finement l'impact des générations. On franchit une étape décisive si on intègre l'intergénérationnel, ce qui ancre dans le milieu social et qui introduit dans les sciences de la santé et l'épidémiologie classique la notion d'historicité dans la construction des comportements de santé.

Stéphane Legleye dans sa thèse a le mérite d'apporter un éclairage à cette problématique en ces termes :

« Pourtant, de nombreux arguments sociologiques soutiennent l'idée selon laquelle l'adolescence donne à voir les inégalités sociales de santé qui seront observables de façon plus nette à l'âge adulte. Le contexte familial et éducatif, l'exposition à des usages dans l'environnement de vie, l'exposition à des consommations parentales et leur reproduction par les enfants amènent en effet logiquement, par transitivité, à imaginer que l'hypothèse d'une sorte d'hérédité sociale ou familiale est

[83] Op. Cité, p.105.

plausible dès lors que le gradient est établi dans la population adulte »[84].

Ce point de vue émis, l'auteur de la thèse ne s'attache pas particulièrement à la reproduction sociale des comportements à risques (considérés comme comportements addictifs en termes d'usage de tabac, d'alcool et de cannabis). Il montre très clairement au fil de la thèse que le milieu d'origine joue un rôle de catalyseur dans l'apprentissage des drogues et aussi dans leur évolution. Il ressort par une sorte de paradoxe au gradient social que les adolescents de milieux favorisés vont être les premiers à explorer le terroir des drogues en ayant des consommations supérieures à celles de milieux défavorisés. Mais le problème s'inverse quand les consommations deviennent durables au-delà de la prime adolescence ou lorsque la consommation devient problématique (situation de dépendance dure), les adolescents de milieux défavorisés ont tendance à plonger dans l'accoutumance alors que les plus aisés s'en sortent plus facilement grâce à la réussite scolaire, une meilleure estime de soi, un milieu familial plus porteur de promesses de réussite sociale et culturelle. Finalement, ces résultats sont déjà largement connus dans la littérature épidémiologique. Ce qui semble plus essentiel est de savoir comment évolue la trajectoire sociale et de santé entre l'adolescence et l'âge adulte en ayant en toile de fond le contexte intergénérationnel. Les inégalités sociales de santé se reproduisent à travers ces comportements à risques. Pourquoi sont-ils si déterminants sur la future santé ?

Les logiques sociales des comportements à risques

Lorsqu'on décline les raisons de la mortalité et plus spécifiquement la surmortalité masculine précoce en France, le poids des comportements à risques a une responsabilité considérable. La Santé Publique souffre des inégalités sociales de santé persistantes et d'une surexposition à la mort d'une

[84] Stéphane Legleye, Inégalités de genre et inégalités sociales dans les usages de drogues en France, Médecine humaine et pathologie, Université Paris Sud-Paris XI, 2011

population de jeunes seniors (entre 55 ans et 65 ans). Cela représente selon la plupart des commentateurs, une singularité française bien marquée qui concerne les pathologies lourdes (cancers, accidents vasculaires cérébraux, problèmes cardio-vasculaires, diabète, suicide, accidentalité, etc.). Cette surmortalité serait d'ailleurs évitable sous la condition de modifier nos comportements à risques. Nous sommes donc responsables de ce qui nous arrive en n'ayant pas de comportements sains évitant les risques.

Dans les sciences sociales de la santé et en économie de la santé en particulier, ce profil du patient déviant peu rationnel a fait couler beaucoup d'encre et a toujours intéressé les modélisateurs du bon comportement en santé. L'idée sous-jacente à ces approches est qu'en ayant une meilleure connaissance des attitudes sanitaires dans le temps, on peut mieux agir préventivement.

Alors comment mieux vivre le plus longtemps possible en évitant l'incidence des maladies graves ?

Il ne s'agit pas ici d'entrer dans les préconisations médicales qui donnent lieu à une multitude d'ouvrages en tous genres sur l'épanouissement personnel et les astuces pour se maintenir en bonne santé. Cette littérature est d'ailleurs assez récente (autour des années 2000) et épouse parfaitement les nouveaux messages en Santé Publique qui concernent toutes les dimensions de la vie. Les premiers travaux sur le comportement optimal en santé datent des années 60 au moment même où on incite les gens à certaines pratiques addictives comme fumer. La cigarette dans la bouche d'une femme est présentée comme un signe de libération. Afin de remettre en cause cette liberté aux consommations à risques, les théoriciens du capital humain ouvrent une nouvelle voie dans la compréhension du comportement de santé dont l'impact se ressent encore aujourd'hui en Santé Publique. Un auteur comme Michael Grossman dans les années 1970 fonde toute une génération de modèles expliquant en quoi nos actes de santé, nos consommations de santé découlent dorénavant de décisions bien élaborées de la gestion de notre capital humain. L'individu n'est plus considéré comme un simple consommateur de soins et d'actes médicaux. Il devient un producteur de son état de santé aux différentes périodes de sa vie. Il en est de même de la gestion de ses prises de risque. On comprend mieux dès lors l'importance considérable d'un certain nombre de choix à l'adolescence où se font en général les apprentissages de bien des comportements à risques, ce que David Le Breton nomme dans un ouvrage d'une très grande richesse « le recours ordalique »[85].

Michael Grossman[86] a ainsi fait l'hypothèse de l'existence d'un capital santé dans lequel la société et l'individu peuvent investir à des degrés divers, ce qui lui permet de considérer l'état de santé et la durée de vie des individus comme la conséquence des choix individuels et collectifs d'investissement en santé. Ce modèle détermine conjointement l'état de santé et la consommation de soins d'un patient aux différents moments de sa vie en fonction de son stock de capital initial, des contraintes de temps et de revenu et de ses préférences. De nombreuses études en économie de la santé montrent en quoi l'horizon temporel affecte différentes formes d'investissements dans la santé telles que « le fait de ne pas fumer, de boire modérément, les visites chez le dentiste, l'exercice physique, une alimentation équilibrée riche en fruits et légumes, l'usage des ceintures de sécurité ». Il y a en termes de prévention, toute une série d'activités favorables au bon développement du capital santé.

Evidemment, une partie non négligeable des inégalités sociales de santé proviennent des différences dans la gestion du capital santé d'origine. Il est par exemple amplement reconnu que les dépenses de prévention en santé sont tributaires de l'éducation qu'a reçue l'individu. Le travail le plus connu est celui de D. Kenkel[87] qui montre en quoi l'éducation, la bonne socialisation sur les risques en santé et l'acquisition de connaissances sur la santé contribuent significativement, en tant que facteur du capital humain, à accroître l'efficacité productive à reproduire son bon état physiologique. Ce mécanisme joue sur tout le cycle

[85] David Le Breton, En souffrance, Adolescence et entrée dans la vie, Metaillé Traversées, Paris, 2007.

[86] Michael Grossman, « On the concept of Health capital and the Demand for health", Journal of Political Economy , 80, 1972.

[87] D.S. Kenkel, "Health Behavior, Health Knowledge, and Schooling", Journal of Political Economy, 99, 1991.

de vie de l'individu. En ce sens, la bonne comme la mauvaise habitude dans les comportements de prévention dépendant du milieu social (fort gradient social entre le bas et le haut de l'échelle sociale) ont une incidence sur la reproduction sociale de la santé. En supposant que deux individus partent avec le même stock de capital santé initial, ce qui se passe en termes de choix sanitaires le long du cycle de vie va être déterminant. Les variables liées au prisme du milieu social d'origine sont des déterminants majeurs de l'amélioration ou de la dégradation du capital santé.

Ce qui fait problème dans ce schéma préventif est que le comportement à risque perdure et même souvent se développe bien plus dans les milieux sociaux favorisés. Par exemple, Stéphane Jacobzone et Pascale Genier ont montré sur des données récentes que les indicateurs d'une gestion attentive du capital santé ne sont pas significativement corrélés avec les comportements à risques tels que les consommations de tabac ou d'alcool.[88] En termes d'analyse comportementale sur la prévention, le modèle d'investissement en capital santé est aussi attractif car il permet que l'exposition à des modes de vie plus ou moins risqués pour la santé peut être prise en compte. Par exemple, J. Dowie considère les individus comme des investisseurs ayant à choisir dans un « portefeuille » de styles de vie celui qui optimise le rapport entre un rendement attendu et un risque en matière de santé, sachant que chacun de ces styles comprend des proportions variées d'activités nocives telles que boire ou fumer.[89] Un autre modèle très célèbre qui sera ultérieurement développé est celui de l'addiction rationnelle de G.S. Becker et K. Murphy[90]. Ici, on prend en considération dans l'explication de consommations nocives, les consommations passées (effet d'apprentissage du boire ou du fumer) comme s'il s'agissait de capitaux (consumption capital)

---

[88] Stéphane Jacobzone et Pascale Genier,"Les français et leur santé : peut-on opposer les attentifs aux indifférents ?" Solidarité Santé, 1997.

[89] J. Dowie, « The portfolio approach to health behavior », Social Science and Medecine, 9, 1975

[90] G.S. Becker et K. Murphy, « A Theory of Rational Addiction , Journal of Political Economy, vol.96, 1988

qui impactent la fonction d'utilité des individus au même titre que les consommations présentes. Ce qui veut bien dire que le risque n'est pas issu d'un seul choix présent mais socialisé dans un passé proche.

Par quelle acrobatie, les sciences sociales de la santé ont-elles pu pendant longtemps expliquer les comportements de santé ? C'est ici qu'intervient un personnage singulier issu directement des théories économiques libérales : l'homo medicus.

En effet, les différentes politiques de prévention et de lutte contre les addictions et les comportements risques sont parties de l'hypothèse que l'individu est un être qui se comporte de manière rationnelle. La priorité en Prévention et Promotion de la santé est de s'en prendre depuis deux décennies à l'ensemble des comportements à risques car ces derniers seraient responsables selon S.A. Schroeder[91] de plus de 40% de la mortalité prématurée. Tous les grands problèmes de santé publique sont étroitement liés à des comportements à risques mal régulés que cela soit d'un point de vue individuel comme fumer, boire, mal se nourrir, ne pas faire d'exercice physique, l'absence d'hygiène, absence de protection dans les rapports sexuels, absence de contraception qui amène à l'IVG ou d'un point de vue collectif comme par exemple tous les risques environnementaux que nos sociétés prennent quotidiennement qui aboutissent à de véritables catastrophes sanitaires.

La notion « d'homo medicus » a été initialement proposée par Patrice Pinell pour les besoins de la lutte contre le cancer[92]. L'homo medicus est un individu autonome et responsable, capable d'utiliser les informations de santé et de prévention en vue d'augmenter son espérance de vie sans incapacité. Cela suppose que l'information préventive est fiable, que l'individu s'en empare sans discuter dans la mesure où sa santé représente sa première préoccupation, prioritaire sur toutes les autres.

---

[91] S.A. Schroeder, "We can do better- Improving the health of the American people", New England of Medecine, 357, 2007.

[92] Patrice Pinell, "Naissance d'un fléau. Histoire de la lutte contre le cancer en France (1890-1940) », Annales .Histoire, Sciences sociales, vol.53, n°4, 1998.

Cette approche fonde aujourd'hui le processus de médicalisation des conduites à risques.

Les conduites à risques sont en passe d'être définies comme une pathologie ou comme le symptôme d'une maladie, et dans ce contexte la médecine devient le principal agent de contrôle social des conduites addictives[93]. En l'absence d'un agent pathogène, le déterminant commun des conduites à risques est la « compulsion ». Les conduites addictives sont donc des maladies de la volonté qui compromettent la capacité de chacun à rester maître de soi et à faire des choix rationnels. Si le sujet n'agit pas comme un « homo medicus », c'est qu'il a été engourdi par le mimétisme social puis endormi par la puissance addictive d'une substance ou d'une pratique. La somme de ces comportements irrationnels explique grandement l'échec relatif des campagnes de prévention. La prévention peine donc à infléchir nos conduites à risques car elle s'adresse à ce fameux « homo medicus », individu idéal mais irréel par rapport aux attitudes des sujets dans la vie sociale réelle, lesquels auraient la fâcheuse tendance à se laisser aller sur la pente douce de leurs déviances.

Ce qui est surprenant comme l'analyse Christian Schmidt est qu'on veut expliquer l'addiction à partir de la rationalité. C'est tout particulièrement vrai pour les brillantes tentatives des économistes pour « sauver le soldat homo medicus » (l'agent rationnel dont a tant besoin toute la science économique depuis ses origines). Telle est l'ambiance de la fameuse Théorie de l'addiction rationnelle.

Le projet de G.S. Becker avait de quoi surprendre les économistes comme les addictologues tant il est vrai que les phénomènes d'addiction semblent, de prime abord, contredire la rationalité et échapper au contrôle exercé par les individus sur leurs choix[94]. On comprend cette recherche en la situant dans tout un programme de recherche de l'époque « qui vise à

93 Pour une critique de cette approche, voir Jean-Paul Moatti et Patrick Peretti Watel, « Renoncer à l'homo medicus pour mieux comprendre les conduites à risques », Contact Santé 231, 2010.

94 Christian Schmidt, « La théorie de l'addiction rationnelle : bilan et perspectives », Psychotropes, vol.20, 2014.

étendre le modèle économique de référence des choix rationnels à des domaines hors de son habituel domaine, pour rendre compte de phénomènes sociaux divers mais économiquement significatifs comme le sont les différentes formes de comportements addictifs »[95]. Cette tentative est intéressante puisqu'elle consiste à réintégrer dans le modèle de la rationalité axiologique de multiples formes « d'irrationalités comportementales » typiques des attitudes addictives. Le jugement commun porté sur quelqu'un qui fume ou qui boit alors qu'il est très averti de la dangerosité d'une telle consommation durable dans le temps aboutissant presque inexorablement à l'émergence de graves maladies est que cet individu est « fou » ou « irrationnel ». On lit même parfois que ce sujet a une attitude suicidaire dans sa consommation addictive excessive. Le sens commun indique assez bien la délimitation entre comportement rationnel (acceptable selon le bon sens) et comportement irrationnel (fait de dangerosité selon le même bon sens).

Le modèle célèbre de Gary Becker est d'essayer d'apporter une explication plausible à ces attitudes délétères en avançant deux hypothèses dans l'analyse économique traditionnelle.

La première hypothèse est celle de l'attente de la part du sujet d'une jouissance plus forte après chaque consommation (hypothèse dite de la complémentarité adjacente). La seconde hypothèse s'appuie dans l'esprit du consommateur addictif sur la forte préférence pour le présent.

D'abord, ce qui importe c'est l'incidence de la consommation passée sur la jouissance réelle ou attendue d'une consommation actuelle. S'impose ici un effet d'apprentissage qui laisse une trace de plaisir atteint et qu'on désire reproduire à l'identique voire plus ou mieux. À moment-là, ce désir d'un plaisir accru attendu compte tenu de l'expérience passée inhibe tout seuil de satiété. Le plaisir espéré prend le pas sur la raison. Ce que soulignent G. Becker et M. Murphy dans leur modélisation est que le ressort de l'addiction se trouve recherché au niveau du comportement qui guide la consommation d'un produit ou la pratique d'une activité plutôt que dans le produit ou la pratique

[95] Ibid, p.73.

elle-même. Cette conclusion éclaire assez bien « l'attitude que l'on retrouve chez les alcooliques et les chez les cocaïnomanes, chez les joueurs pathologiques et chez les nymphomaniaques »[96]

Le texte le plus prenant sur cette hypothèse est celui de David Le Breton sur la souffrance du toxicomane et surtout les stratégies de consommation mises en œuvre[97] : « la répétition implique une résonance intime qui fasse sens pour l'acteur. Ce n'est pas le produit qui provoque la dépendance ni l'imitation des autres, mais la cristallisation entre ses propriétés pharmacologiques et une histoire de vie. Le sujet fait la drogue, non l'inverse. »[98]

Plus loin l'auteur analyse bien les différentiels de conduites addictives dans les drogues : « Un certain nombre d'étapes s'imposent dans le parcours de la toxicomanie (Becker, 1985). Le sujet demeure acteur de son expérience. Il lui donne sens et valeur, il n'est pas une marionnette mue par les molécules, mais il s'organise autour de la recherche de son produit. Différents degrés d'engagement se déclinent entre l'usage unique ou ponctuel et la dépendance. Les drogues « dures » ne s'opposent aux drogues « douces » qu'en termes de substances. S'agissant d'usage, il y a parfois un usage « dur » des drogues douces et un usage « doux » des drogues dures. »[99]

Mais quel que soit le degré de dépendance à l'égard des données psychoactives, le sentiment d'avoir essayé un produit qui donne des sensations laisse une forte trace dans le consommateur de drogue. C'est sur ce registre que les travaux de David Le Breton et Alain Erhenberg sont les plus stimulants. Il se joue quelque chose d'essentiel dans la prise addictive qui impacte l'état identitaire de l'adolescent et du jeune adulte. Les différents types de drogue (cannabis, cocaïne, ecstasy, le Lsd, l'héroïne) répondent à un besoin intérieur de la personne consommatrice et apportent une réponse ponctuelle à la «

[96] Ibid., p .74.
[97] David Le Breton, En souffrance, Adolescence et entrée dans la vie, Métaillé, 2016.
[98] Ibid., p.178.
[99] Ibid., p .178.

fatigue d'être soi » (Erhenberg). David Le Breton passe en revue avec des détails les types de drogues et le sentiment qu'elles procurent. Mais ce qui ressort de commun est que les adolescents consommateurs cherchent souvent une réponse à des blessures intérieures ou à vivre autre chose que le réel qui parait si lourd et si difficile à accepter. C'est à ce niveau de l'analyse que la théorie de l'addiction rationnelle devient intéressante en introduisant le deuxième élément : celui de la forte préférence pour le présent. Il s'agit d'une forte demande de sensations de bien-être pour le présent, l'immédiateté. On a un besoin immédiat d'un produit ou de faire une activité qui va produire une sensation unique. C'est ce qui fait dire à Christian Schmidt : « des addictions cachées, comme celles que peuvent contacter certains traders dans leur activité professionnelle s'accompagnent parfois d'une pratique excessive du poker. Cette porosité souvent imputable à une préférence exagérée pour l'instant présent permet d'expliquer le glissement d'une addiction à l'autre chez le même sujet, ce qu'ont souvent observé les addictologues »[100]. La consommation passée d'un individu (effet d'apprentissage) détermine en partie la consommation présente (préférence pour le présent immédiat). D'ailleurs pour la consommation de drogue cette attente peut être intolérable et mettre le sujet dans une situation pénible de manque. Ce qui ressort des neurosciences est que la convergence des deux mécanismes de Becker introduit un cercle vicieux de dépendance dans le cycle de consommation où les seuils de satiété sautent et l'individu est totalement inhibé des conséquences à long terme de ses addictions. Cette dynamique de la consommation addictive se comprend par cette définition remarquablement éclairante que donne David Le Breton d'une rave.

« Les raves sont des espaces de modification de conscience. Les participants sont happés par la puissance des sons qui les enveloppent tactilement, les soulèvent ou les font vibrer. Ils pénètrent un monde de lumière également conçu pour qu'ils perdent leur routine sensorielle et accèdent à la transe. Leur

[100] Christian Schmidt, « La théorie de l'addiction rationnelle : bilan et perspective », art. Cité, p.74.

identité coutumière se dissout, leur rapport physique au monde entre dans un dépaysement propice au lâcher-prise. Il s'agit « de ne plus se prendre la tête », de ne plus penser mais de se laisser absorber par l'ambiance dans la dissolution du fardeau du moi. Le temps de la fête arrache aux routines et aux soucis du quotidien. »[101]

Pour les spécialistes de l'adolescence[102], le mal-être tourne autour du moi. On évoque souvent les blessures intérieures, les blessures narcissiques, le besoin d'échapper à un état de dépression au quotidien. Il y a un manque en soi que le produit psychoactif vient compenser ou calmer. D'une façon générale le recours aux psychotropes « est un moyen symboliquement efficace de produire son identité personnelle sur un mode sécurisant en cherchant un état psychologique adapté au moment. »[103]

Mais pour autant doit-on raisonnablement s'en tenir à ce modèle du choix rationnel de l'addiction même s'il semble assez cohérent. Or, c'est sur cette prétendue cohérence que le bât blesse. Par exemple, il peut sembler plus rationnel et plus cohérent pour un sujet dans l'addiction de vouloir repousser cette consommation de drogue parce qu'il prend conscience des effets destructeurs à long terme. Dès que l'on met le modèle de Becker dans la prise de risque intertemporel, on est face à un manque de cohérence. La conception de la « rationalité » se modifie substantiellement et les choix opérés par les sujets en situation de risques deviennent « incohérents » comme l'écrit Christian Schmidt en des termes assez radicaux : « si, par conséquent, les comportements addicts renvoient à une rationalité, nous réfutons en revanche qu'ils émanent de choix rationnels et délibérés des sujets au sens économique ».[104]

Un premier axe de réponses se présente à nous : celui d'un modèle rattaché aux neurosciences qui représente un paradigme

---

[101] David Le Breton, op. Cité, p. 178.

[102] Voir par exemple, les travaux de Marcel Ruffo, Dictionnaire amoureux de l'enfance et de l'adolescence, R. Laffont, Paris, 2018.

[103] Ibid, p. 179.

[104] Ibid., p.81.

dominant de l'explication de la consommation addictive. Ce modèle neuronal est largement accepté dans le milieu médical.

« Cette approche de l'addiction par une inhibition dans l'exécution de décisions aux conséquences à long terme rejoint différents travaux de chercheurs en neuroscience sur le cerveau. On note ainsi une suractivation des régions cérébrales du système limbique qui engendre une forte préférence pour le présent immédiat observée chez les sujets addicts, s'accompagnant souvent d'une désactivation (inhibition) des régions préfrontales mobilisées pour les choix à plus long terme.[105]

En conclusion, les mécanismes cérébraux (par exemple, le circuit de la récompense) par leurs propriétés neurophysiologiques et neurochimiques peuvent servir de base à une véritable théorie neuronale plus générale de l'addiction.

Pourtant, ce n'est pas la piste qu'on suivra pour comprendre les addictions et la prise de risques en santé. Certains évoquent naturellement la piste génétique. Mais on reste encore dans l'ordre de l'inné. Certains osent l'épigénétique, c'est-à-dire des bases génétiques modulées et façonnées par le social. Dans l'explication la plus réaliste, la reproduction sociale des comportements à risque en santé trouve sa crédibilité dans ce courant de pensée.

Prenons un exemple sur les comportements addictifs (drogues, alcool, tabac) dans l'analyse socio-anthropologique proposée sur l'adolescence et les jeunes adultes par David Le Breton. Quand il évoque le recours aux diverses drogues, les témoignages poignants sur lesquels il appuie son argumentation font appel « à un colmatage des blessures ». Le sujet se drogue parce qu'il ressent avec acuité un manque en lui. Dans la majorité des situations sociales et psychologiques vécues, ces blessures sont des blessures de l'enfance, du milieu familial, de la socialisation durant la jeunesse.

[105] Ibid., p.82.

« L'appel à des techniques extérieures pour tenir le coup touche à une large échelle les jeunes générations énormément médicalisées pour des souffrances relevant surtout de carences affectives, de tensions à l'intérieur de la famille, de cassures de transmission qui les laissent démunis devant les ambiguïtés du monde ». Et l'auteur rajoute pour bien contextualiser le recours aux drogues légales ou illégales : « Leurs parents eux-mêmes, et notamment leur mère, sont consommateurs d'anxiolytiques. Les adolescents mal dans leur peau reproduisent souvent les modalités de défense de leurs parents en s'efforçant de colmater chimiquement leur souffrance par un recours aux tranquillisants ou à d'autres produits »[106]. Il faut surtout souligner dans ce texte le terme de reproduction qui revient très souvent dans une abondante littérature psychologique, psychanalytique et psychiatrique où on présente une pluralité de cas pathologiques [107]. Les parents témoignent par leur comportement. Et par une sorte de mimétisme les enfants copient leurs parents. Les fils intergénérationnels ne se coupent pas aussi aisément. Il en va de même de la ressemblance à l'égard des pairs qui initient dans le groupe d'appartenance où l'on fait l'apprentissage de la première cigarette, du premier joint, ou du boire ensemble. De la famille comme du groupe d'amis, émergent le mécanisme de l'imitation et la nécessité de faire comme eux, de reproduire des conduites et des pratiques. David Le Breton insiste beaucoup sur l'assentiment des pairs, leur reconnaissance dans leur ressemblance.

Les pages qu'il consacre à la dépendance à l'héroïne sont à la fois déchirantes et d'un réalisme frappant. L'auteur écrit sûrement « que la dépendance au produit est souvent posée comme une tentative de se défaire de la dépendance à la mère. Dans la toxicomanie, comme dans l'anorexie ou l'acte suicidaire, on rencontre souvent la même absence d'une figure paternelle. La mère est omniprésente, le père ou son tenant lieu,

[106] David Lebreton, opus cité, p. 172.

[107] Voir par exemple, Susan Foward, Parents toxiques. Comment échapper à leur emprise, Poche Marabout, 1989 ; Isabelle Levert, les violences sournoises dans le couple, Paris R. Laffont, 2011 ; Isabelle Levert, les violences sournoises dans la famille, Paris, R. Laffont, 2016.

impuissant à rompre la dépendance. Il est la chose de sa mère et échoue à trouver la bonne distance pour maintenir en lui l'amour de ses parents en suivant son propre chemin[108].

Cette situation d'une autonomie inachevée ou amputée amène naturellement à penser que les comportements à risques plus quotidiens comme le tabac, l'alcool, les drogues douces, la recherche de la vitesse, faire des sports extrêmes ne peuvent pas s'expliquer simplement par les hypothèses de la théorie de l'addiction rationnelle. Dans l'acte addictif il y a quelque chose de l'impact du passé familial ou d'un enracinement familial. Par rapport aux injonctions de plus en plus fortes de la Santé Publique ces dernières années, la persistance des conduites à risques relève d'un processus irrationnel complexe. D'où proviennent les différences entre les attitudes à l'égard du risque ?

Les économistes ont tendance à expliquer ces différences dans les postures à l'égard du risque : l'aversion pour le risque. Votre plus ou moins grande aversion pour le risque vous amène à plus ou moins de prudence dans les pratiques addictives. Mais on reste ainsi dans l'explication par le modèle de la pensée rationnelle puisque l'acteur prend le risque en toute connaissance de cause et selon un mécanisme conscientisé. Or, cette explication toute fascinante pèche par un excès de rationalité décontextualisée de la vraie vie des gens et du passé qui les a construits. Dans sa thèse sur le capital social et les addictions, Nicolas Odier s'appuie sur le concept d'habitus cher à Pierre Bourdieu [109] pour comprendre ce qui se joue inconsciemment dans les pratiques sociales et culturelles. Cet habitus [110] représente en réalité un héritage qui permet dans

---

[108] Ibid., p. 185.

[109] Nicolas Odier, Apports des sciences sociales à la compréhension des addictions : un enjeu de santé publique, Aix-Marseille université, 2014.

[110] En sociologie (a contrario de l'économie) les choix qu'opèrent les acteurs ne sont pas tributaires du contexte présent. Selon Pierre Bourdieu, les conditionnements associés à une classe particulière de conditions d'existence produisent des habitus, systèmes de dispositions durables. Produit de l'histoire, l'habitus produit des pratiques, individuelles et collectives. Il assure la présence active des expériences passées qui, déposées en chacun de nous sous la forme de schèmes de perception, de pensées et d'actions, tendent, plus

certaines situations de comprendre ce qui se joue dans les prises de risques. Le modèle du comportement à risque en santé prend dès lors tout son sens car il parait souvent insensé que les acteurs plongent dans leur addiction alors qu'ils en discernent les conséquences néfastes même à court terme (sans aucune projection dans l'avenir).

Ainsi selon l'analyse de Nicolas Odier, si le choix qu'opère un acteur peut apparaître comme irrationnel c'est que celui-ci est pris hors de son contexte. Par contexte, les sciences sociales entendent l'environnement social de l'individu : son capital social qui se définit simplement comme l'ensemble des relations sociales afférentes à un individu.[111]

Les Modes de vie dits « à risque » sont aussi associés avec les problèmes de la jeunesse.

On retrouve à nouveau maintenant les travaux de Georges Menahem. Dans une petite note d'un article de synthèse relatif aux attitudes face au risque[112], l'auteur pose un diagnostic clair sur les différences dans les comportements à risques. Pour lui, les différences des modes d'éducation et des expériences affectives de l'enfance jouent un rôle important dans la genèse des différents rapports au risque. On est conduit à le penser écrit l'auteur, « quand on constate que le niveau de risque pris par les individus est plus élevé quand ils ont connu des problèmes affectifs durables durant l'enfance. Par rapport au cas des individus qui n'ont déclaré aucun problème familial avant leurs 18 ans, la probabilité de faire partie des 18% de personnes qui

---

sûrement que toutes les règles formelles et toutes les normes explicites, à garantir la conformité des pratiques et leur constance à travers le temps. Plus simplement, les choix opérés par les individus sont dépendant en partie du passé, de la manière dont chaque individu est socialisé.cf. Pierre Bourdieu, Le sens pratique, Paris, Editions de minuit, 1980.

[111] La thèse de Nicolas Odier fait de ce nouveau paradigme du capital social un déterminant majeur de la santé, et plus particulièrement pour expliquer les comportements addictifs. Selon lui, le capital social et l'habitus permettent de traduire les résistances socioculturelles des patients à la propagande préventive et curative.

[112] Georges Menahem, « Maladies, recours aux soins et attitudes à l'égard du risque », Questions d'Économie de la santé, avril 1998.

acceptent le niveau de risque maximum est augmenté de : 44% si on a connu la mésentente de ses parents, 40% si on a souffert d'un grave manque affectif, 22% en cas d'absence durable des deux parents, 19% si on a souffert de la maladie de sa mère ».

Ce travail introduit à une autre étude plus ample dont on a déjà parlé et qui reste essentielle : celle qui articule les problèmes de l'enfance, le statut social et la santé à l'âge adulte. À l'encontre des comportements à risques, l'auteur avait aussi modélisé la relation entre la gestion du capital santé par l'individu et le risque ressenti face à une situation incertaine. Dans cet article[113], il présente un modèle d'homéostasie du risque en matière de santé dans lequel le niveau de risque dépend à la fois du temps présent (capacité à percevoir les risques pour la santé et capacité à adapter ses conduites en matière de santé) et du temps passé (socialisation initiale et apprentissage) qui déterminent ce que les psychologues appellent « le niveau de risque programmé ». La rationalité surprenante qui émerge en termes de comportement à risques est que si l'on modifie les variables comportementales (par exemple, nouvelle législation routière) le sujet va s'adapter par un usage présent du risque (préférence pour le présent au sens de Becker) mais en tenant compte d'un niveau de risque programmé au-delà duquel il ne veut pas aller. C'est ce risque programmé qui nous intéresse ici parce que quelque part l'individu est retenu dans sa prise de risque par cette marque du passé. Les résultats produits par Georges Menahem sont dès lors éloquents de la présence d'un déterminisme social.

On trouve d'abord que les comportements à risques en santé sont tributaires des problèmes rencontrés dans la jeunesse. Et à partir de cette socialisation, on établit que les attitudes sanitaires à risques sont en lien avec des indicateurs d'une moindre attention au corps et aux problèmes de santé[114]. Ce qui fonde en partie les inégalités de santé.

---

[113] Georges Menahem, « Recours aux soins des adultes et mode de gestion du risque », Économie et Prévision, n° 129-130, 1997.

[114] les résultats qui suivent viennent de la grande étude faite par le CREDES : cf. Georges Menahem, Problèmes de l'enfance, statut social et santé des adultes, Rapport Credes, juin 1994.

Les modes de vie « risqués » sont acquis très tôt dans la jeunesse. Tout se passe comme si le fait d'avoir vécu des problèmes affectifs durables dans son enfance était fortement corrélé au fait d'accepter un certain niveau de risque en santé ou du moins d'être moins précautionneux à l'égard de sa santé. Ce résultat est vérifié dans bon nombre d'addictions. Ainsi, la consommation d'alcool est liée au fait de déclarer avoir eu des problèmes dans l'enfance.

« Les suppléments de consommation de vin ou d'alcool associés aux problèmes affectifs sont plus ou moins importants : d'abord, le conflit des parents (2,4 fois plus), puis le manque affectif (2,2 fois plus) et la longue absence des parents (2 fois plus). Dans les cas où il n'y a eu que décès ou séparation (sans autre problème affectif) l'augmentation de la consommation d'alcool est encore significativement supérieure au cas sans problème affectif ni choc »[115]. On notera que l'auteur précise sur l'addiction au vin et l'alcool, que l'impact de l'appartenance sociale est singulier : en cas de problème affectif dans l'enfance ou de conflit, la consommation des ouvriers, des employés et des cadres double alors que seuls les enseignants semblent être relativement protégés des traumatismes de l'enfance.

Pour le comportement tabagique, on observe la même mécanique psycho sociétale, à savoir que « les comportements tabagiques correspondant aux citations du conflit entre les parents avant 18 ans apparaissent bien plus importants (plus de 79% par rapport aux individus sans aucun problème). Le recours au tabac est fortement associé à l'évocation de problèmes affectifs dans l'enfance, selon un mode proche de celui de la consommation de vin plus que celle de tranquillisants, sédatifs et somnifères »[116].

Dans l'interprétation qu'il donne de ces phénomènes addictifs, Georges Menahem rejoint les conclusions et analyses de très nombreuses autres études psychologiques. La prise de risque correspond souvent à un manque d'attention dans l'enfance qui renvoie à un désir de sensations fortes qui donne le sentiment

[115] Ibid, p.126.
[116] Ibid, p.122.

d'exister. On peut citer à nouveau David Le Breton pour illustrer ce fait : « Le tatouage, le piercing, comme les vêtements ou les manières de se coiffer, de se raser, de colorer ses cheveux ou d'arborer des bijoux ou des marques corporelles, sont devenus pour les jeunes générations des manières de se jouer de son identité pour se rapprocher d'une image jugée plus propice. Ces recours renvoient à une volonté de contrôler la définition intime et, surtout sociale, de soi. Si on ne peut exercer de contrôle sur ces conditions d'existence, on peut au moins changer son corps. »[117].

La deuxième raison qui justifierait les prises de risque concerne souvent des individus ayant souffert d'un entourage familial mal structuré ; ce qui en ferait des sujets qui manqueraient de détermination ou de volonté pour s'imposer eux-mêmes des contraintes ou des frustrations.

Les conclusions de l'auteur rejoignent des textes maintenant largement reconnus des psychologues[118] : il existe de véritables familles pathogènes qui produisent des individus recherchant désespérément des preuves d'existence et qui, à la fois génèrent des prédispositions plus importantes à déclarer des maladies.

Une autre dimension de l'étude du CREDES a retenu l'attention. Ces comportements à risques s'inscrivent pour la plupart dans des attitudes plus ou moins attentionnées à l'égard du corps et des problèmes de santé.

Le constat le plus parlant et un peu paradoxal est le suivant : une moindre propension à consulter en cas de maladie lorsqu'on a le souvenir de problèmes familiaux difficiles durant sa jeunesse. On aurait pu s'attendre disent les commentateurs[119], à une autre hypothèse à savoir celle d'une plus grande propension à se faire prendre en charge et pour ainsi dire se « faire materner » par les institutions et dispositifs sociaux lorsque la personne s'estime victime de difficultés dans l'existence ou

---

[117] Opus cité, p.103.

[118] Susan Forward, Parents toxiques, Poche Marabout, 1989 ; Michèle Bromet-Camou, Guérir de sa famille, Tallandier 2018

[119] Georges Menahem, Problèmes de l'enfance, statut social et santé des adultes, Rapport Credes, juin 1994

lorsqu'on a souffert d'un manque d'affection. Or, pas du tout constatent les auteurs, c'est tout l'inverse qu'on observe.

Par catégories socio-professionnelles, l'existence d'un problème affectif durable impacte le rapport au corps et la consommation médicale. C'est le manque d'affection durable qui est le marqueur le plus important (plus que le décès ou la séparation sans problème affectif durable associé). D'autres enquêtes sur des populations spécifiques comme les enfants et les jeunes pris en charge par l'Aide sociale l'enfance (ASE) ou la Protection Judiciaire de la jeunesse (PJJ) montrent à l'inverse à la fois une prévalence plus grande de comportements à risques mais en même temps, un désir de surmédicalisation qui apparait être lié à un besoin de sécurisation. Ces populations spécifiques présentent des bilans psychosomatiques plus délicats qu'en population générale : « certains jeunes évoquent leur perception de leur bonne santé en lien avec histoire de séparation d'avec leur famille. Ils éprouvent dans leur corps certains vécus, mais aussi le corps constitue une façon de manifester certaines douleurs difficilement verbalisables »[120].

Avant de procéder à une analyse transversale par type de produit ou de comportement addictif, il faut rappeler que l'ensemble des études dont on dispose maintenant dans le champ de la sociologie des addictions impose de la prudence dans les représentations sociales véhiculées sur les addictions. Tous les individus ne sont pas égaux face aux addictions et les déterminants sociaux et culturels jouent un rôle majeur dans ce domaine. Dans deux articles[121], Marie Jauffret-Roustide insiste sur le fait que « les addictions constituent un révélateur social. Les conduites addictives ne doivent pas être réduites à leur dimension biomédicale et le rapport aux drogues doit être appréhendé selon Claude Olivenstein comme la rencontre entre

---

[120] Séverine Euillet, Juliette Halifax, Pierre Moisset, Nadège Severse, L'accès à la santé des enfants pris en charge au titre de la protection de l'enfance : accès aux soins et sens du soin, Rapport final, mars 2016.

[121] Marie Jauffret-Roustide, « les inégalités sociales dans le champ des addictions », Les Tribunes de la santé, n°43, 2014 ; Marie Jauffret-Roustide, « Un regard sociologique sur les drogues : décrire la complexité des usages et rendre compte des contextes sociaux », La revue Lacanienne, n°5, 2009

un produit, un individu et un contexte ». L'auteur rappelle avec force que les représentations sociales des addictions sont fortement marquées par une imagerie liée à la précarité sociale. Pourtant, le lien entre inégalités et conduites addictives est plus complexe qu'il n'y paraît et doit être chaque fois réintégré dans un contexte social et politique plus large afin d'en saisir toutes les significations.

L'exemple le plus parlant est celui du toxicomane. Tout le monde attribue au « junky » qui recherche la défonce, en quête maladive de sa cocaïne, de son héroïne et autre substance illégale une explication en termes de précarité sociale et de pauvreté. C'est un archétype très vivace dans les représentations sociales de la toxicomanie au même titre que l'ouvrier alcoolique et tabagique. D'ailleurs, on ne sait plus souvent si la cause de la misère sociale est la drogue ou bien si c'est la grande vulnérabilité qui cause l'addiction. Dans la singularité des cas, il faut l'histoire de vie des gens pour décortiquer la complexité de la situation.

Mais ce long passage de Marie Jauffret Roustide nous interpelle sur nos représentations de la marginalité provoquée par les produits psychoactifs : « dans l'imaginaire collectif, les addictions sont souvent associées aux inégalités sociales. Les représentations sociales liées aux drogues sont incarnées et donc liées aux profils des consommateurs de produits psychoactifs qui leur sont associés. Les populations d'usagers les plus visibles dans l'espace public des grandes villes, les plus étudiées par les enquêtes, décrites dans la littérature et exposées dans les médias sont celles dont les profils sont marqués par la précarité sociale. Ils incarnent ainsi une figure particulière des addictions, celle de « l'ouvrier alcoolique », de « l'héroïnomane injecteur de rue » ou du « cracker désocialisé » et contribuent à façonner les représentations des addictions sous l'angle de la stigmatisation sociale et de la dramatisation »[122].

Il y a même plus dans le regard qu'on porte sur les personnes en prise aux addictions : d'un côté, les gens au bas de l'échelle sociale dont les consommations sont lourdes, pénalisantes et en

---

[122] Ibid., p.66.

font des sujets violents et dangereux qui vont coûter cher à la collectivité et de l'autre, les gens des classes moyennes et aisées où la consommation de drogues, cigarettes et autres sont purement ludiques, conjoncturelles et maîtrisées sans conséquences en termes de dépendance durable.

« Ainsi la consommation de cocaïne est valorisée quand elle est le fait de jeunes adultes socialement insérées appartenant au monde de la nuit, elle est perçue comme un problème quand elle est consommée par les jeunes de milieux sociaux populaires »[123].

L'auteur rappelle avec pertinence que les profils des usagers de drogues sont diversifiés socialement. À la lecture de nombreuses études épidémiologiques sur les drogues, on en déduit un schéma assez éclairant sur la diffusion des drogues : souvent, les élites adoptent le profil de consommateurs de produits nocifs pour la santé se mettant ainsi à l'avant garde d'une mode ou d'un style de vie. Puis, ce modèle comportemental se diffuse aux autres classes de la société selon des modalités diverses que les médias revalorisent ou stigmatisent. Il a été prouvé que chez les adolescents, les niveaux de consommations de drogues sont plus élevés dans les quartiers les plus riches et moins élevés dans les quartiers populaires[124].

Il ressort également que si les adolescents aisés entrent plus vite dans la drogue, ils ont beaucoup plus de chance de s'arrêter que les jeunes gens de milieux défavorisés pour lesquels la consommation va devenir selon David Le Breton « problématique ». Dans sa thèse, Stéphane Legleye analyse en détail les raisons de cette sortie plus rapide évitant des dépendances : la réussite scolaire, un milieu social plus porteur et plus protecteur, la projection plus facile dans un avenir meilleur, une meilleure estime de soi, moins d'échec scolaire,

---

[123] Ibid., p. 66

[124] Il s'agit d'une étude concernant les adolescents en Île-deFrance. Cf. S. Spilka et alii, Les usages de drogues des adolescents parisiens, Etude qualitative, OFDT, 2010

moins de décrochage scolaire. Les adolescents en question sont dans un environnement facilitateur pour « s'en sortir ».[125]

L'opinion publique essaie d'ailleurs de s'émanciper de cette fatalité du milieu en affirmant que telle ou telle addiction ou tel ou tel comportement nocif arrive aussi dans les milieux aisés. Cela rassure presque en faisant comme si la distribution des méfaits sociaux dépassait les frontières et les barrières sociales. Et cela sous-entend que finalement cette distribution pouvait être équitablement répartie dans l'échelle sociale. C'est ignorer ou faire fi que les attitudes addictives épousent aussi un certain gradient social. En poussant plus loin l'objection, on évite surtout d'évoquer ce qui est de l'ordre de la reproduction sociale des comportements à risque. Trois grands domaines de la santé publique (le tabac, l'alcool et l'alimentation) paraissent fort intéressants à analyser pour comprendre ce qui se joue entre les générations (Tel père Tel fils ? ou telle mère telle fille ?) en termes de reproduction de comportements à risques.

La transmission intergénérationnelle de la tabagie

Il n'y a pas si longtemps les pouvoirs publics incitaient les gens à fumer. On était dans une période (post années 50) où la cigarette était un élément de distinction sociale. Pour les femmes, la clope représentait à l'instar des vedettes du cinéma et de la littérature[126], un facteur d'émancipation sociale. Rétrospectivement, une publicité représentant un couple avec enfant, installé dans une cuisine enfumée avait comme slogan « fumer pour se sentir mieux ». La cigarette apparaissait dès lors bienfaisante (en luttant contre le stress) tout en posant la personnalité du fumeur (un adulte mature et réfléchi bien dans sa peau). Les grands intellectuels en posant avec une cigarette

[125] S. Legleye, Inégalités de genre et inégalités sociales dans les usages de drogues en France, Thèse de doctorat en Santé Publique, Paris XI, 2011.

[126] Même dans le cinéma contemporain, la cigarette est très revalorisée symbolisant l'épanouissement, la virilité, la beauté. L'impact de l'image est considérable. Par exemple, la campagne de Philip Moris avec Lucky Luke cigarette aux lèvres. Ou bien encore lorsque James Bond OO7 commande un cocktail, cela fait un succès énorme pour le mélange d'alcool que boit le célèbre espion

aux lèvres ont propagé une image très positive de la clope : par exemple les postures de Simone de Beauvoir et Jean-Paul Sartre identifiées à leur cigarette[127]

Cette époque est en partie révolue. On peut affirmer sans risque de se tromper que la politique de santé publique est restée minimaliste plusieurs années, voire inexistante. L'approche curative a dominé grâce surtout aux grandes innovations médicales du XXe siècle, supplantant la prévention. À quoi sert-il de prévenir les maladies puisqu'on peut soigner et guérir. La logique de la guérison repose sur le succès de la médecine curative. L'émergence du Sida comme nouvelle catégorie nosologique sans traitement et sans perspective de guérison a transformé radicalement le champ de la santé publique en redonnant la priorité sanitaire à la prévention.

Sur les trente dernières années, les messages de prévention à l'encontre des addictions sont devenus plus intenses mais il est difficile de parler d'une bataille gagnée car il n'y a pas de mécanismes vraiment coercitifs dans cette lutte. La liberté individuelle reste de mise. On table sur la responsabilité individuelle alors même que la santé publique impose également une discipline collective. On en a un parfait exemple avec la sécurité routière : les années 70 où la liberté sur la route est presque totale (peu de contrôle, pas de mesures coercitives majeures) sont marquées par une véritable hécatombe sur les routes (plus de 18000 morts par an !). Ces toutes dernières, on a moins de 4000 morts (ce qui est encore trop) grâce à la mise en place de dispositifs de surveillance coercitifs et de plus en plus sévères.

Mais sur bon nombre d'addictions, les résultats sont moins brillants car la politique de santé publique reste selon Guillaume Pigeard de Gurbert ambiguë car les intérêts économiques en jeu (lobbies et fiscalité étatique) sont énormes[128].

---

[127] Sans parler de la cigarette tombante de Serge Gainsbourg. Elle n'appartenait qu'à lui !

[128] Guillaume Pigeard de Gurbert, Fumer tue, Peut-on risquer sa vie ?, Flammarion Antidote, 2011.

Est-on libre de fumer ?

A priori la réponse est positive puisque adhérer à la consommation de cigarette dépend d'un libre choix de l'individu. Cette liberté se réduit par le simple fait qu'entrer en tabagie repose souvent vers les 11-13 ans sur un choix mimétique. Faire comme ses copains du collège ou plus tard du lycée revient à s'identifier à un groupe de référence privilégié à l'adolescence. Ce schéma est connu depuis longtemps des addictologues. Mais on n'explique pas pour autant ce qui fait que le comportement tabagique devient durable et que l'on devienne un gros fumeur à deux paquets par jour.

On possède quelques rares études qui vont dans le sens de ce qu'on essaie de démontrer : l'existence de mécanisme de reproduction sociale dans la santé. Il existe bien une transmission intergénérationnelle de la tabagie due à l'impact du rôle des trajectoires de long terme des parents fumeurs.[129] Les résultats de ces études sont parlants. Le comportement de fumeur de longue date des parents influe grandement l'entrée dans la cigarette des enfants. Au même titre que plus l'habitude a la cigarette dure depuis longtemps plus il sera difficile aux descendants de sortir de l'addiction. Ce mécanisme joue évidemment quand les deux parents fument, quand le père fume. Mais la tendance est plus marquée si c'est la mère qui se trouve avec une longue trajectoire de vie de fumeuse.

La durée dans la tabagie des parents impacte aussi celle des enfants. Cela se passe comme si les enfants reproduisaient l'attitude des parents par accoutumance, par mimétisme, par habitude. Par la socialisation primaire, les enfants intègrent et normalisent les habitudes de leurs parents. Ils sont donc grandement tentés de reproduire ce qu'ils voient autour d'eux à très long terme. Fumer comme boire peut être interprété et devenir une norme de vie. Maria Melchior et alii insistent sur le

---

[129] Maria Melchior, Jean-François Chastang, Dorene Mackinnon, Cédric Galéra, Eric Fombonne, » The intergenerational transmission of tabacco smocking-the role of parents'long terme smoking trajectories", Drug Alcohol Depend, 107, 2010; Silja Gohlmann, Christoph Schmidt, Harald Tauchmann, "Smocking initiation in Germany: the role of intergenerational transmission", Health Economics 19, 2010

fait que dans ce rite de passage que représente entrer en tabagie (fumer une deux puis quelques clopes pour faire comme les copains) l'influence d'avoir ou pas des parents fumeurs joue un rôle majeur. D'ailleurs, leurs préconisations en matière de santé publique sont dès lors adressées aussi bien à l'adolescent et au jeune adulte qu'aux parents fumeurs eux-mêmes : « encourager les parents à cesser de fumer peut leur être bénéfique pour eux-mêmes mais surtout pour leurs enfants »[130].

L'étude allemande fait jouer à la mère un rôle de prévention : si dans son entourage familial l'adolescent n'a pas de fumeur – et plus spécifiquement si la mère ne fume pas - le risque de s'initier au tabac est très réduit en cas d'entrée en tabagie, la sortie en sera facilitée. Ainsi, la transmission des modes de vie est bien au cœur de l'intergénérationnel et sert d'indicateur de la reproduction sociale des comportements à risques.

C'est ce qui ressort également d'une étude parue dans le Bulletin Epidémiologique hebdomadaire dans un numéro thématique consacré aux Inégalités sociales de santé[131]. On retrouve dans cette étude importante des résultats mis en évidence précédemment comme le risque d'être fumeur est plus élevé parmi les personnes dont le père était fumeur, et chez les femmes, parmi celles dont la mère était fumeuse. L'étude retient des marqueurs sociaux comme l'influence du milieu social d'origine : ainsi, il ressort que les personnes dont le père est ouvrier avaient plus de risque d'être fumeuses. On note comme résultat significatif que chez les femmes, le tabagisme est plus fréquent parmi celles ayant connu des épisodes de précarité durant leur enfance[132].

---

[130] Ibid, p.11.

[131] Damien Bricard, Florence Jusot, Sandy Tubeuf, « l'influence à long terme du milieu social d'origine et du tabagisme des parents sur le tabagisme en France : les résultats de l'enquête Santé et protection sociale 2006, BEH, Bulletin épidémiologique hebdomadaire, numéro thématique : Les inégalités sociales de santé, n°8-9, mars 2011.

[132] Dans le premier chapitre de cet essai, on a beaucoup insisté sur le processus liant difficultés durant l'enfance et prévalence des maladies à l'âge adulte. Le mécanisme enfance fragile et comportement à risque s'inscrit dans la même problématique en sachant que l'usage des addictions facilite la morbidité à terme.

L'originalité de l'étude parue au Bulletin Epidémiologique Hebdomadaire est qu'elle met en évidence une influence à long terme du milieu d'origine sur le tabagisme, participant ainsi à la transmission des inégalités de santé entre les générations. On ne peut nier l'existence d'une transmission des comportements liés à la santé. Si les enfants de fumeurs ont plus de risque d'être fumeurs eux-mêmes, on peut parler de reproduction sociale de la santé. Le résultat est d'autant plus inquiétant que « le tabagisme est globalement plus fréquent chez les personnes issues d'un milieu défavorisé et moins fréquent chez les enfants d'agriculteurs »[133].

Les auteurs décortiquent ce lien de causalité sous l'influence de deux effets : un effet indirect lié au niveau d'éducation du descendant qui influence à son tour le tabagisme et un effet direct lié au milieu social d'origine. On sait par ailleurs l'existence d'un tabagisme mondain qui se traduit par le fait que les mères ayant un emploi qualifié (emplois de cadres) fument. Ce contraste dans le gradient social rend souvent difficiles les conclusions définitives. Dans le langage commun comme dans l'imaginaire populaire, on reste accroché qu'au fond la répartition des comportements à risques est distribuée d'une façon homogène dans la population parce qu'on connaît un directeur de société gros fumeur et grand buveur et que ce fait égalise les conditions sociales. C'est une des raisons pour lesquelles les politiques de préventions et les campagnes publicitaires et médiatiques ont souvent du mal à accrocher le grand public. La tâche est rendue difficile pour différentes raisons : par exemple, l'individu ou le public fait un déni (je ne suis pas alcoolique, je fume raisonnablement). Mais comme le dit Nathalie Blanc, la publicité sanitaire ne peut pas discriminer socialement ou culturellement – alors qu'il le faudrait parfois- à cause du risque de stigmatisation des populations prises pour cibles[134].

---

[133] Ibid., p. 98.

[134] Nathalie Blanc, Publicité et santé des liaisons dangereuses ? éditions in Press, Paris, 2013.

Cet avis n'est pas partagé par tous les analystes des prises de risques en santé. Par exemple, Peretti-Watel dont les travaux font autorité dans l'usage social des drogues demande des politiques de prévention ciblées sur les groupes sociaux précis : « En France comme dans beaucoup d'autres pays développés, on assiste aujourd'hui à une différenciation sociale croissante du tabagisme. Les pauvres fument plus souvent et les fumeurs pauvres fument, alors même qu'ils peuvent moins se le permettre. C'est donc pour ces fumeurs que la lutte contre le tabac en général, et la hausse des prix des cigarettes en particulier, peuvent être les plus bénéfiques. À condition bien sûr qu'ils arrêtent de fumer : dans le cas contraire, ce sont eux qui sont les plus pénalisés par ce type d'actions de prévention. Ce constat ne doit pas freiner la lutte anti-tabac, mais il conduit à souligner la nécessité de concevoir d'autres actions d'incitation à l'arrêt (action de proximité par exemple), ciblant les fumeurs des milieux défavorisés »[135].

Une autre étude de type longitudinale (jeunes suivis depuis 1991 et âgés de 22 à 35 ans en 2009) montre que le passage à une consommation régulière de tabac ou à la dépendance tabagique est majoré par des déterminants sociaux et familiaux. Le niveau tabagique des jeunes issus de milieux sociaux défavorisés ou qui ont des difficultés dans leur parcours scolaire ou en matière d'insertion sur le marché du travail est nettement plus élevé que parmi les jeunes bénéficiant d'une situation sociale plus favorable. Les inégalités à l'encontre du tabac s'accroissent au cours de la vie avec une phase essentielle à l'adolescence où s'opère l'entrée dans l'abus ou la dépendance au tabac.

Mais l'auteur M. Melchior met surtout l'accent sur la transmission intergénérationnelle du tabac. Il avance l'hypothèse que les facteurs biologiques impactent à hauteur de 50% (« l'héritabilité des addictions est estimée à 50% même si les facteurs génétiques identifiés à ce jour n'expliquent qu'une

[135] Patrick Peretti-Watel, François Beck, Stéphane Legleye, Les usages sociaux des drogues, Le lien social, PUF, Paris, 2007 ; Peretti-Watel, Jean Constance et alii, « Cigarette et social differenciation in France : is tobacco use increasingly concentrated among the Poor ? », Addiction, 104(10), 2009.

faible partie du risque tabagique ») mais que le reste est expliqué par des mécanismes sociaux environnementaux[136].

Parmi ceux-ci il évoque d'abord l'accessibilité des produits psychoactifs consommés déjà au sein de la famille ; ce qui a pour effet immédiat de les mettre à disposition facilement, d'en déterminer aussi l'imitation parentale et d'avoir une perception positive de la consommation des produits psycho-actifs par les parents. On retrouve ici l'idée d'une communauté de consommation où l'image du père fumeur ou de la mère fumeuse s'inscrit très précocement dans l'esprit du jeune enfant ou de l'adolescent. De même, la carrière tabagique du parent par sa durée affecte aussi les difficultés du jeune adulte à s'en sortir. Puis, l'auteur met l'accent sur la nature des relations des parents avec les enfants. Si ces relations sont rendues difficiles par une séparation, un divorce ou des conflits (violence, maltraitance diverse), les jeunes gens risquent d'avoir des niveaux de tabagisme plus élevés : « les parents ne sont pas bien sur les responsables des conduites addictives de leurs enfants, mais il est néanmoins important de souligner que leurs attitudes, ainsi que celles d'autres adultes de l'entourage (enseignants, parents d'amis) peuvent influer sur les trajectoires de consommation des jeunes »[137].

Comme le constate Céline Gofette, il faut sortir des seules trajectoires individuelles pour expliquer les comportements tabagiques et leur probabilité de prévalence. Son étude[138] met surtout l'accent sur l'importance du contexte familial et de l'environnement qui tourne autour. Son interprétation sociologique montre que le tabagisme repose sur une certaine dynamique sociale. Or, deux facteurs interviennent assez massivement aujourd'hui au niveau de la société : le chômage qu'on appelle « chômage de masse » et la montée en puissance des familles recomposées en particulier, les familles

[136] M. Melchior « Tabac chez les jeunes : rôle des facteurs sociaux et familiaux », Courrier des addictions n° 1, 2014.

[137] Ibid.

[138] Céline Gofette, « Déterminants individuels et contextuels de la consommation de tabac, une analyse des pratiques tabagiques au sein des ménages sur données françaises, Revue Française de Sociologie, vol.57, 2016.

monoparentales. Pour l'auteur, ces deux caractéristiques sont loin d'être neutres dans les carrières tabagiques. Elle l'écrit en ces termes : « L'interprétation la plus immédiate consiste à concevoir le chômage et la situation de famille monoparentale comme des « causes » du tabagisme. Il y a des raisons de penser que cette interprétation a du sens et que le chômage des hommes et la situation de famille monoparentale des femmes sont susceptibles, si ce n'est d'initier des carrières tabagiques, tout au moins de les entretenir »[139].

En quoi, ces deux causes expliquent-elles la surprévalence du tabac chez les personnes ? Les deux raisons correspondent d'abord à des ruptures dont la conséquence immédiate, admet l'auteur, est d'aboutir à de la vulnérabilité économique et de la précarité. Perdre son emploi ou se retrouver en famille monoparentale sans conjoint mais souvent avec des enfants impacte les ressources du ménage et fragilise économiquement. Toutes les études sur la précarité sociale le reconnaissent. La causalité chômage- précarisation sociale est largement admise. On l'admet moins sur le duo divorce- précarité. En fait, Céline Gofette admet partiellement ce lien et insiste beaucoup plus sur la vulnérabilité sociale des ruptures que constituent le chômage ou la séparation (famille monoparentale). Elle écrit : « l'expérience du chômage et la situation de famille monoparentale peuvent être associées à des troubles psychosociaux »[140]. Par exemple dans le cas du chômage de longue durée, on sait que le recours à la cigarette s'intensifie comme le décrivent si bien J. Constance et Patrick Peretti Watel dans « la cigarette du pauvre »[141]. Tandis que dans le cas de la famille monoparentale, il y a une perte du réseau de sociabilité. Ce qui veut dire que, d'un point de vue sociétal, la montée en puissance des familles monoparentales conjuguée avec le maintien d'un chômage de masse constituent un frein réel à la diminution significative de la prévalence du tabagisme.

---

[139] Ibid., p. 227.
[140] Ibid., p. 228.
[141] Jean Constance et Patrick Peretti-Watel, « Comment les fumeurs pauvres justifient-ils leur pratique et jugent-ils la prévention ? », Déviance et Société, vol. 33, 2009.

Les résultats comptables de ces phénomènes sont bien connus par groupe social : s'agissant des cadres et professions intellectuelles supérieures en emploi, la prévalence tabagique a nettement baissé entre 2000 et 2003 (de 36% à 27%) puis est restée stable (29% en 2008). Pour les ouvriers en emploi, la prévalence a baissé plus tardivement (45% en 2000, 37% en 2005) avant de rebondir à la hausse (43% en 2008). Enfin, parmi les chômeurs, le tabagisme a connu une baisse initiale plus faible, et une remontée plus forte (44% en 2000, 40% en 2003, mais 49% en 2008).

Ce paysage est d'autant plus défavorable, que l'on sait que les gens pauvres et des classes sociales défavorisées fument plus souvent, les fumeurs pauvres fument plus alors qu'ils ne peuvent se le permettre compte tenu de l'augmentation du prix du tabac. Ces mêmes personnes et groupes sociaux entrent plus facilement en tabagie et en sortent toujours plus difficilement par rapport à des groupes sociaux plus favorisés.

On a acquis ces dernières années par la multiplication des travaux sur la tabagie[142] un certain nombre de conclusions significatives : ainsi on sait qu'en matière de tabac les inégalités sociales se construisent peu à peu lors du passage de l'adolescence à l'âge adulte, les disparités existant à l'entrée en tabagie étant renforcées par les disparités de sortie du tabagisme. L'étude proposée par Damien Bricard et alii est intéressante car elle prend en compte la dynamique des inégalités tabagiques au cours du cycle de vie à travers les générations (celle de 1941-1955, celle de 1956-1970 et celle de 1971-1985). Cette vision générationnelle permet de comprendre le cadre général de constitution des inégalités dans la société. Les auteurs écrivent : « Celle-ci peut être analysée dans le cadre théorique de « l'épidémie tabagique », une notion qui conceptualise le processus d'adoption de la consommation du tabac en fonction de l'âge, du niveau d'éducation, du sexe des

[142] Damien Bricard, Florence Jusot, François Beck, Myriam Khlat et Stéphane Legleye, « L'évolution des inégalités sociales de tabagisme au cours du cycle de vie : une analyse selon le sexe et la génération », Économie et Statistique n° 475-476, 2015

individus et des générations »[143]. L'étude produit de nombreux résultats en fonction de l'âge et du sexe. Ainsi, sur les trois générations on assiste clairement à un rapprochement des prévalences des hommes et des femmes : « la durée moyenne du tabagisme entre 14 et 39 ans a diminué de 10,9 années pour la cohorte 1941-1955 à 10,6 pour la cohorte 1971-1985 chez les hommes alors qu'elle est passée de 4,5 années à 8,7 années sur la même période d'âge pour ces mêmes cohortes chez les femmes »[144]. Dans les deux cas, on assiste entre les générations à une augmentation de la prévalence chez les hommes et les femmes les moins éduqués et à une baisse de la prévalence chez les plus éduqués. Les auteurs soulignent dans leurs résultats, l'existence de fortes inégalités surtout aux âges jeunes et ce, pour trois générations considérées aussi bien chez les hommes comme chez les femmes. Tout cela amène les auteurs à penser qu'il faut nettement cibler les fumeurs aux jeunes âges et plus particulièrement, les fumeurs de milieu défavorisés (peu éduqués).

Ce qu'il faut garder à l'esprit dans ces études est la notion de parcours tabagique par générations. Les générations n'ont pas connu les mêmes contraintes (en particulier le prix du tabac). Les discours de préventions n'ont pas été les mêmes et surtout les messages de prévention ne sont pas reçus de la même façon selon les générations. S'esquissent ainsi des profils générationnels intéressants où ce sont les couches aisées qui captent le profil tabagique aux jeunes âges mais s'en défont très vite au profit des couches sociales défavorisées qui fument avec un profil pérenne dans le temps. Ce qui présente une bien plus grande nocivité. Damien Bricard et Florence Jusot évoquent ainsi « une inversion du gradient social entre l'initiation à la tabagie et la cessation »[145].

Toujours dans la même logique d'évaluation des parcours tabagiques, on note d'une façon significative que toutes les personnes ayant connu dans l'enfance des épisodes de précarité

---

[143] Ibid., p. 95.

[144] Ibid., p. 95.

[145] Damien Bricard et Florence Jusot, « Milieu d'origine, situation sociale et parcours tabagique en France », Économie Publique, n°28-29, 2012.

ont à la fois plus de chance de s'initier au tabagisme et moins de chance de s'en sortir.

La conclusion des auteurs est importante : « les résultats mettent en évidence une influence à long terme du milieu d'origine sur le tabagisme, participant à la transmission des inégalités de santé entre les générations. Ces inégalités des chances face au tabagisme viennent ainsi s'ajouter à l'inégalité liée à l'éducation. Ces résultats appellent donc la mise en place de politiques de prévention et de promotion de la santé ciblées vers les enfants des milieux les plus modestes et les milieux à risque afin de réduire les inégalités face au tabagisme, en complément d'interventions visant à améliorer l'égalité des chances à l'école et ou plus globalement les conditions de vie »[146].

Cette conclusion est intéressante car elle donne autant l'importance à l'égalité des chances face à l'école et à l'égalité des chances face à la santé. En termes de politique publique d'importants efforts financiers et organisationnels ont été faits depuis l'après-guerre pour garantir à chacun un meilleur accès au savoir et à la culture. On est en droit d'ailleurs à se questionner comme le fait Jean-Pierre Terrail sur le bien-fondé et l'efficacité contemporaine de ces politiques scolaires et éducatives[147]. Le phénomène singulier de la reproduction des comportements addictifs- en l'occurrence ici, le tabac- interroge sérieusement sur le cumul d'inégalités existentielles et sociétales par génération dans le domaine de la santé. En termes d'allocation de ressources, il n'a pas eu en santé le même effort consacré à l'égalité des chances en éducation. Il n'y a pas photo.

Cette vision d'une reproduction sociale des comportements à risque par génération ne peut ignorer l'enveloppe sociétale qui cadre chaque génération. En ce qui concerne les générations présentes – celle de la modernité du XXIe siècle - elles subissent avant tout la loi de l'individualité et la contrainte de s'assumer dans un contexte social de vie et de travail souvent très

---

[146] Ibid., p. 186.

[147] Jean Pierre Terrail, De l'inégalité scolaire, La dispute, Paris, 2002.

stressant. Alain Morel analyse très bien les fondements de notre société addictive : « la société de ce XXIe siècle n'a plus grand-chose à voir avec celle d'il y a trente ou quarante ans, et la place des substances psychoactives est devenue tout autre : elles sont aujourd'hui des assistants possibles dans tous les domaines et à tous les instants de nos vies »[148].

Mais une assistance pour qui ? Pour le sujet roi de la modernité dénommé homo medicus dans les sciences de la santé : « il apparait que l'individu – aussi souverain qu'incertain- a pris une place sans précédent dans nos façons de penser le monde et nos existences ». Et le comportement de l'homme contemporain est par essence dans une société où tout s'accélère. Il est « maximaliste ». Alain Morel le qualifie de « comportement de drogué ». Nous avons par rapport aux adaptations à faire envers la société qui nous régule des attitudes de drogués : « Notre évolution culturelle et nos comportements modernes : puissance, intensité, performance, vitesse et immédiateté sont les comportements les plus valorisés. Nos modes de vie sont en ce sens « maximalistes », et à tel point que, comme les « drogués », nous puisons sans cesse dans nos ressources »[149].

Ce que sous-entend Alain Morel est que la valeur centrale de la société est la réussite individuelle à tout prix – même à celui de l'adaptation par des produits psychoactifs qui nous font tenir face à l'adversité d'une société au rythme social accéléré et excessif : « Quoi qu'il en soit cette primauté de l'individu a plusieurs conséquences capitales. La première est que le sujet doit rechercher son bien-être en fonction de lui- même et non d'un principe collectif. Et il le fait en « consommant » ce qui peut lui procurer du bien-être ou amplifier celui qu'il trouve. Cette démarche est en pleine conformité avec les valeurs de la modernité. Or, c'est précisément celle qui préside l'usage de substances psychotropes (comme à l'adoption de comportements déclencheurs d'expériences intenses) »[150].

---

[148]. Alain Morel, « Vers une nouvelle prévention » dans : Prévenir les addictions, Actualités et Dossier en Santé Publique, n°60, Septembre 2007, p. 29.
[149] ibid. p.29
[150] ibid, p. 30

Ce système de valeurs dans lequel se débattent les individus de la modernité est finement analysé par Patrick Pharo dans son capitalisme addictif[151]. Ce qu'il faut comprendre avec les comportements à risques et addictifs est qu'ils ne répondent pas seulement à un manque ressenti par les individus. Il y a avant tout une posture sociétale à prendre en considération que l'on retrouve chez plusieurs analystes du fait addictif. Pour le tabac, les observations de Patrick Peretti-Watel et Jean Constance vont dans le même sens et font comprendre ce qui se joue dans le geste de « tirer une clope ».

Au niveau de la société comme totalité, « avec la conjonction de la culture du risque et du culte de la santé, chaque individu est tenu responsable de son capital- santé, dont il doit prendre soin en réglant ses conduites sur les conseils donnés par les campagnes de prévention lesquelles désignent les conduites saines et celles qui ne le sont pas (qualifiées ordinairement de conduites à risques)[152]. Les investigations menées par les deux auteurs débouchent sur des conclusions fortes. S'ils reconnaissent la sensation de manque lorsqu'ils cherchent la cigarette à allumer, ce n'est pas la seule raison évoquée chez les enquêtes venant pour la majorité de milieu pauvre (rupture conjugale, rupture de travail, bifurcation existentielle qui remet en cause l'équilibre de vie, déchéance sociale jusqu'à devenir sans domicile fixe). La cigarette apporte « un petit moment de bonheur ».

Les auteurs écrivent par exemple : « Au- delà, la cigarette satisfait des besoins. Outre son usage contre le stress, cité par presque tous les fumeurs, la cigarette vient combler un vide : on fume parce que l'on n'a rien à faire, parce que c'est le seul loisir qui reste abordable ; à contrario on se souvient que l'on fumait moins lorsqu'on avait du travail ; on fume parce que l'on se sent seul, après une rupture affective, ou encore après avoir

---

151 Patrick Pharo, Le capitalisme addictif, PUF, Paris 2018

152 Patrick Pereti Watel et Jean Constance, « Comment les fumeurs pauvres justifient-ils leur pratique et jugent-ils la prévention ? Déviance et Société, vol. 33, n°2, 2009, p. 205.

perdu son travail ou arrêté une drogue plus forte. Bref, pour plusieurs interviewés, la cigarette, c'est tout ce leur reste »[153].

Cette argumentation relève bien d'une catégorie conceptuelle qu'on retrouve dans bien des addictions, le soutien de soi.

Comment des sujets de parents alcooliques peuvent-ils expliquer leur propre dépendance à la boisson ?

Se pose ainsi une étrange question soulevée dans un mémoire de recherche en Éducation sociale[154] et qui interpelle vraiment car de nombreux témoignages attestent que bien souvent les enfants d'alcoolique fuient le comportement de leurs ascendants. L'alcoolisme représente un tel fléau depuis si longtemps qu'on aimerait qu'il disparaisse tant les dégâts qu'il fait en termes de santé et en termes de relations humaines sont immenses depuis de nombreuses générations.

Sylvie Fainzang, anthropologue, spécialisée dans le domaine de la santé n'hésite pas à parler de l'alcoolisme, maladie contagieuse[155]. Ce qui laisse supposer l'idée d'une maladie qui se diffuse de génération en génération. Si cette hypothèse était admise, on pourrait aisément reprendre la rhétorique sur le tabac précédemment élaborée sachant que bien souvent les sujets cumulent les deux addictions tabagie et alcool. Les choses ne sont pas simples car on a de la part des individus des attitudes diamétralement opposées quant à la reconnaissance du fait de fumer de celui de boire plus que de raison.

En effet, dans les principales études sur le tabagisme, les personnes enquêtées déclarent sans hésitation fumer (on les surprend d'ailleurs la clope à la bouche). On a même le sentiment parfois qu'il s'agit de leur part d'une revendication identitaire, d'une liberté qu'elles s'accordent en toute

---

[153] Ibid., p. 208

[154] Diana Toribio, « Comment les enfants adultes de parents alcooliques qui développent une dépendance à l'alcool se l'expliquent-ils ? », Mémoire d'études, Haute École de Sion, 2008.

[155] Sylvie Fainzang, « L'alcoolisme, une maladie contagieuse. Réflexions anthropologiques sur l'idée de contagion », Ethnologie Française, vol. XXIV, n°4, 1994.

connaissance de cause et qu'elles rejettent tout discours moralisateur. C'est la raison pour laquelle il est difficile de faire de la prévention anti-tabagique surtout chez les jeunes adultes.

Mais pour l'alcool il s'agit d'une autre affaire. Les personnes ne reconnaissent pas – dans la majorité des cas- leur alcoolisme. On est confronté au déni pur et simple. L'alcoolisme est une maladie sournoise parce que celui qui boit vraiment ne reconnait pas sa dépendance.

Récemment, une campagne de prévention à la télévision a voulu traiter ce problème de la non-reconnaissance. La publicité parlait à chaque individu de sa prétendue alcoolémie, chaque individu réfutait l'hypothèse mais chaque fois en se référant (sous forme de dénonciation maligne) à un collègue, ami ou connaissance qui, elle ou lui, était vraiment dépendant(e) de l'alcool, buvant plus que de mesure. Le problème est qu'à la fin de l'interview du cercle d'amis, on se retrouvait au point de départ, à savoir le premier interviewé qui venait d'être dénoncé par les siens. Le doute initial devenait par la force des choses une certitude : l'image renvoyée par l'entourage est bel et bien celle de quelqu'un d'alcoolique. Individuellement le déni est général, collectivement il n'y a que des adeptes de la dive bouteille. Cela fait penser que l'alcoolique se comporte un peu comme une sorte de passager clandestin tirant profit de l'alcool mais ne voulait pas en porter le stigmate.

Ce qui renforce l'ambiguïté de la problématique alcoolique est que la consommation de boissons alcoolisées a beaucoup changé et l'image de la personne alcoolisée s'est sensiblement modifiée. Certes, personne ne peut ignorer « le pilier de bar » au visage très marqué par la boisson ou encore le SDF qu'accompagne souvent une bonne bouteille. Les images d'Épinal accompagnent facilement les représentations de la population alcoolique. Mais on ne peut en rester là au risque de faire fi de tout un alcoolisme diffus qui touche de très nombreux groupes sociaux. De l'alcoolisme mondain à un alcoolisme populaire, l'addiction alcoolique est beaucoup plus diffusée qu'on le croit. La lutte contre l'alcoolisme – mis à part dans le cas des accidents de la route où une sorte de consensus semble se dégager sur les dangerosités de l'excès d'alcool – est rendue difficile car il y a une sorte d'acceptation du fait de boire. « Tenir la boisson » comme le dit Marie France Maranda est un élément favorable d'appréciation de soi par les pairs. Sociétalement, il y a un certain degré de tolérance à l'égard de l'alcoolisme tant que ce dernier ne dégrade pas l'image de la personne. La personne ivre devient dès lors déviante. Marie France Maranda l'exprime très clairement : « la fonction symbolique et rituelle de l'alcool transpose donc le problème sous un autre angle : celui de la fête et du plaisir. L'alcool a aussi cette fonction d'intégration sociale importante, du moins dans nos cultures »[156]. Elle n'est pas la seule analyste à reconnaître que l'alcool est une drogue acceptée socialement qui a une fonction d'intégration économique. D'ailleurs, c'est cette dimension intégratrice et socialisatrice de l'alcool qui pose un très gros problème dans le cas de l'alcoolisme des jeunes. Les études épidémiologiques dont on dispose donnent des orientations contradictoires voire déroutantes parfois[157]. D'un côté, on assiste à une décroissance de l'alcoolisme chez les jeunes avec néanmoins un effet de rattrapage du côté des jeunes filles ; de l'autre, les occasions d'ivresse ont tendance a nettement croître. Les classes d'âge retenues par les grandes études vont de l'adolescence (13-14ans) à l'entrée dans l'âge adulte (23 -24 ans).

Le Professeur Amine Benyamina et Marie-Pierre Samitier tirent la sonnette d'alarme en considérant que « la principale drogue chez les jeunes est l'alcool, et le binge drinking (biture express), qui consiste à en absorber beaucoup en un temps très court, est emblématique de leurs nouvelles pratiques. Les effets sont irréversibles, car l'alcool est durablement toxique pour le

[156] Marie-France Maranda, « Approches de l'alcoolisme. De la morale à la sociologie du travail », L'avenir des services ou services d'avenir, volume 41, numéro 1, 1992.

[157] Laure Com-Ruelle, Nelly Le Guen, « les jeunes et l'alcool : évolution des comportements, facteurs de risque et éléments protecteurs », Question d'Économie de la Santé, n° 192, novembre 2013.

cerveau, et ces « cuites » extrêmes multiplient les risques d'entrer dans l'alcoolisme »[158].

Cette drogue qu'est l'alcool est souvent presque admise dans le grand public ; on l'admet dans les grandes écoles de commerce et autres facultés de médecine ou de sciences, dans les écoles d'ingénieur. Mais le binge drinking et autres alcoolisations excessives sont le lot commun de beaucoup de troisièmes mi-temps des sports dont le fameux rugby où les athlètes de haut niveau donnent souvent l'exemple. De très nombreuses festivités amicales et en tout genre donnent lieu à beaucoup d'alcoolisation, voire même à des beuveries et à des comas éthyliques. Il n'y a plus aucune retenue dans les comportements festifs. Et la société le tolère sous prétexte souvent du caractère exceptionnel de la fête ou de l'évènement. Or, il n'en est rien car ces moments où l'on se lâche deviennent récurrents et s'installe une vraie accoutumance à l'alcool.

Ce qu'on ne sait pas c'est que ces alcoolisations passagères répétées dans le temps laissent des traces dangereuses pour la santé. Le procès que fait le Pr. Benyamina à l'alcoolisation de la jeunesse s'appuie sur des études scientifiques révélatrices de l'impact délétère de l'alcool sur le cerveau. Par exemple, il cite l'étude suivante : « ainsi, l'étude Binge are fast, able to stop, but they fail to adjust (les binge drinkers sont rapides, capables d'arrêter, mais ils ne savent pas ajuster leur consommation) a pris pour objectif de déterminer si la gravité de consommation excessive d'alcool peut prédire les changements neurocognitifs spécifiques chez les jeunes adultes en bonne santé. Quelque 121 étudiants âgés de 18 à 25 ans ont été évalués au total, au moyen de trois dernières questions d'un questionnaire qui leur a été fourni sur l'usage de l'alcool. Il en a résulté que ceux pratiquant le binge drinking présentent déjà des difficultés cognitives, c'est-à-dire des difficultés pour les opérations mentales qui sollicitent la concentration, la mémoire et l'attention »[159].

---

[158] Pr Amine Benyamina, Marie-Pierre Samitier, Comment l'alcool détruit la jeunesse, Albin Michel, Paris, 2017.
[159] Op. Cité, p. 41.

Au-delà de cet ensemble de faits factuels, la vraie question qui nous préoccupe dans le cadre de l'égalité des chances en santé est de savoir si l'alcoolisme se transmet de génération en génération ?

Emmanuel Pinto et Etienne Quertemont répondent ainsi à cette redoutable question : « Bien que l'existence d'une transmission de l'alcoolisme soit connue depuis l'Antiquité, les études scientifiques modernes ont apporté des preuves empiriques que l'alcoolo-dépendance est bien une maladie familiale : avoir un parent alcoolo-dépendant multiplie en effet par cinq le risque de développer cette pathologie. Même en cas d'adoption en bas âge par une autre famille, une personne a plus de risques de développer un jour un trouble lié à l'utilisation d'alcool en cas d'alcoolisme chez les parents biologiques. De même, alors que la fréquence de l'alcoolisme en population générale est estimée entre 5 et 8%, elle atteint 30 à 50% dans la fratrie d'un patient alcoolo-dépendant ».

Sur quoi se fonde ce déterminisme ?

Les auteurs[160] se montrent prudents en admettant une base génétique certaine mais tout en précisant que les facteurs environnementaux avaient également leur importance : « la pathologie alcoolique ne se transmet pas automatiquement des parents aux enfants porteurs de gènes spécifiques. Ce qui se transmet, c'est un certain degré de vulnérabilité à l'alcool. Pour développer une pathologie alcoolique, il faut également la présence de certains facteurs environnementaux. Parmi les facteurs environnementaux les mieux étudiés, on peut citer : la disponibilité de l'alcool dans environnement (son coût, la facilité à s'en procurer), les événements stressants, l'influence des pairs, le statut marital, la religion, l'âge de la première consommation d'alcool. En termes d'alcoolisme, la génétique ne détermine donc pas tout »[161].

---

[160] Emmanuel Pinto, Etienne Quertemont, « L'alcoolisme se transmet-il de génération en génération ? », dans : Vincent Seutin et al. L'alcool en question, Mardaga Psy émotion, intervention santé, 2015, p. 149.

[161] Ibid., p. 151

On a maintenant quelques certitudes sur les processus de transmission de l'alcoolisme de père en fils. De très nombreuses études – soit quantitatives soit qualitatives – ont mis l'accent sur l'acquisition précoce des attitudes à l'encontre de l'alcool. Aux États-Unis en particulier, on a développé très rapidement des programmes s'intéressant à la gestion des émotions et de l'affect chez les très jeunes enfants. L'hypothèse de base de ces approches est que dans le développement cognitif de l'enfant (et par la suite, sa scolarité) sa capacité à bien gérer ses émotions et ses affects est essentielle. C'est cette logique qui a prévalu à l'Université du Michigan : « bien que la consommation d'alcool puisse ne pas débuter avant l'âge de 12 ans, les données de l'étude longitudinale du Michigan State University suggèrent que les déterminants associés au début de la consommation et à l'abus d'alcool sont présents avant l'entrée dans la puberté »[162]. On a donc suivi dans le temps des familles avec des problèmes alcooliques associés également à des troubles psychopathologiques (comportement asocial, violences diverses, dépression). Les résultats produits par les auteurs sont assez significatifs.

Plusieurs conclusions peuvent être relevées qui vont dans le même sens d'une imprégnation des schèmes alcooliques chez les enfants dont les parents sont eux-mêmes alcooliques. Par exemple, les auteurs écrivent : « les enfants élevés par des parents alcooliques, en particulier des parents qui en plus de l'alcoolisme souffrent de psychopathologies associées, sont soumis à des risques de dysfonctionnement au niveau du comportement et de l'autorégulation des affects, dans leurs rapports interpersonnels, leur fonctionnement cognitif et la structuration de leurs valeurs. »

Et plus loin cette conclusion sous forme de sentence : « les fils de pères alcooliques savent identifier des boissons alcooliques spécifiques et en nommer correctement un plus grand nombre que ne le peuvent les fils de parents non alcooliques, et ils sont plus susceptibles que ces derniers d'avoir déjà intégré des

---

[162] Hiram E. Fitzgerald, Robert A. Zucker, " Effets à court et à long terme de l'alcoolisme parental sur les enfants", Devenir, vol.14, 2002.

schèmes cognitifs dans lesquels la consommation d'alcool est un attribut lié au rôle masculin adulte. À cet égard, les fils d'âge préscolaire de père alcooliques ont déjà des représentations mentales de leur père montrant la consommation d'alcool comme faisant partie du rôle paternel »[163].

Un petit rappel s'impose pour mieux comprendre l'ampleur de la reproduction : dans l'enquête longitudinale de l'Université du Michigan, les familles alcooliques sont caractérisées par une faible cohésion (c'est-à-dire, peu de rapprochement entre les membres de la famille), un niveau de conflit élevé et de faibles capacités à résoudre les problèmes. Les enfants de parents alcooliques sont aussi plus sujets à venir de familles éclatées, recomposées. De plus, ces mêmes enfants aux troubles comorbides affirmés sont plus susceptibles de vivre dans un foyer à faible statut socio-économique où la famille est exposée au stress financier. Enfin, les auteurs insistent sur le fait que ces enfants de parents alcooliques croient fort que l'alcool les aidera à tenir bon dans la vie.

Il se passe dans ces familles à risque quelque chose de l'ordre de la « contagion » pour reprendre l'expression de Sylvie Fainzang[164]. L'auteur précise bien que « le modèle de contagion analysé se distingue de celui d'une contamination de la pratique, ou le conjoint se mettrait à boire également (accusant son conjoint de lui avoir transmis cette habitude). Ici, le conjoint ne boit pas mais est touché par la maladie du buveur »[165].

Elle ajoute un peu plus loin : « l'alcoolisme comme une maladie sociale, qui frappe tout particulièrement les milieux populaires, et tient la société responsable de ce mal (à travers la publicité, les conditions de vie, le chômage, etc.). L'alcoolisme est une maladie que le buveur et le conjoint vivent ensemble. » L'anthropologue fait une distinction subtile entre l'atteinte par la maladie et la marque que laisse la maladie sur l'entourage.

[163] Ibid., p. 176.

[164] « L'alcoolisme, une maladie contagieuse. Réflexions anthropologiques sur l'idée de contagion », Les classiques en sciences sociales, 1994.

[165] Ibid., p.5.

De même que de nombreux témoignages auxquels on va se reporter par la suite montrent bien que l'alcoolisme est autant une maladie individuelle que collective : « Il s'agit d'une maladie également assumée comme physiologiquement collective par les proches, puisqu'elle a ceci de particulier que certaines de ses marques se lisent aussi sur le corps des autres »[166].

Dans une autre étude, les marques de la contagion sont plus violentes et plus redoutables que le suppose Sylvie Fainzang. On a assez de recul sur l'alcoolisme pour savoir que les enfants en subissent des conséquences les plus délétères comme celle de devenir eux-mêmes accros à la bouteille. Le phénomène n'est hélas pas rare. C'est ce que laisse entendre une dernière étude remarquable qui s'intéresse aux mécanismes psychosociaux de la transmission entre générations de ce fléau qu'est l'alcool. Rappelons d'abord que cette affaire d'alcoolisme est largement pérenne depuis très longtemps et qu'elle s'installe dans de nombreux milieux sociaux. Il y a donc un véritable enjeu de santé publique parce que l'alcool concerne des millions de personnes qui sont alcooliques au quotidien sans pour autant tomber dans l'ivresse et que la pathologie alcoolique est à l'origine de centaines de morts (surtout d'une mortalité prématurée). Dans sa belle étude, Diana Toribio[167] ne dit pas que tous les enfants d'alcooliques deviennent alcooliques - loin s'en faut - mais on ne peut pas pour autant ignorer l'existence réelle d'une reproduction intergénérationnelle. L'essentiel d'un point de l'épidémiologie sociale est de savoir pourquoi et par quels mécanismes cela se produit. Si on pouvait synthétiser en quelques mots cette situation, on retiendrait ces idées de l'auteur : « Être enfant de parents alcooliques implique une adaptation constante au fonctionnement de ses parents vis-à-vis de l'alcool. L'enfant souffre, observe, cache le problème familial et grandit. Sans faire de généralité, les enfants-adultes de parents alcooliques développent souvent plus tard une dépendance à l'alcool. Pour

---

[166] Ibid., p.6.

[167] Diana Toribio, Comment les enfants-adultes de parents alcooliques qui développent une dépendance à l'alcool se l'expliquent-ils ? Recherche en Éducation Sociale, 2008.

l'enfant, l'alcool n'est pas un problème et en consommer à leur tour pour faire face à certaines difficultés est un acte normal puisqu'il a été observé chez le parent ». L'aspect le plus marquant est que le fait de boire est devenu une normalité. Et cela est d'autant plus fort que les parents étant dans le déni le plus absolu à l'égard de cette dépendance, ne donnent jamais un sens à cette norme de consommation d'alcool.

Comme le reconnait l'auteur, vivre dans un environnement d'alcoolique impacte déjà le développement des enfants. Par exemple, les enfants de parents alcooliques présentent un important déficit de soi qui va se maintenir à l'âge adulte. Cet enfant est souvent privé de « son enfance » car devant devenir mature bien avant l'âge afin d'assumer un environnement dégradé par l'alcool. L'auteur écrit à cet égard : « L'enfant confiné au silence et à des responsabilités trop lourdes, grandit et devient alors un adulte blessé intérieurement dans la valeur de la vie ». Ces mêmes enfants présentent des troubles du comportement, de l'hyperactivité, de l'impulsivité, de l'agressivité. Ce qui a de plus terrible – et ce phénomène s'observe grandement en milieu populaire où l'alcool est très envahissant- c'est que les parents alcooliques transfèrent sur leurs jeunes enfants des responsabilités qui ne sont pas de leur âge les privant ainsi de leur vraie jeunesse. L'auteur écrit ainsi clairement : « la parentification signifie que l'enfant se charge ou est chargé de responsabilités ou de tâches qui incomberaient normalement à ses parents. L'enfant prend des responsabilités d'adulte alors qu'il n'est qu'un enfant »[168].

C'est cette posture de l'enfant qui est centrale à toute explication sur l'hérédité sociale de l'alcoolisme. Le processus est très bien étudié par l'auteur.

D'une façon générale, la littérature retient que la transmission intergénérationnelle prend deux dimensions importantes : la première dimension est celle de la fatalité. Comme si cela n'était pas possible de ne pas être une personne alcoolique compte tenu du comportement du parent dépendant vis-à-vis de

---

[168] IPSA, Enfant vivant avec un parent dépendant de l'alcool, Lausanne, éditions IPSA, 2006.

l'alcool. La deuxième dimension est plus une notion de répétition du comportement alcoolique. Cela ressort au travers de propos concernant l'hérédité et au travers de la notion d'apprentissage.

L'auteur quant à elle va retenir trois modèles explicatifs (modèle héréditaire, modèle fonctionnel, modèle de l'apprentissage social) et elle va chercher si le modèle retenu par les parents alcooliques ressemble ou diffère de celui évoqué par les enfants devenus adultes alcooliques.

Elle constate par exemple que « l'enfant ne reproduit pas l'alcoolisme du parent mais plutôt la consommation dite sociale. Donc ce n'est pas parce qu'une personne vit avec un de ses parents dépendant de l'alcool qu'il va apprendre à devenir alcoolique mais il aura un autre regard sur la consommation d'alcool »[169].

Des entretiens avec les enfants adultes alcooliques dont au moins un des parents était alcoolique, on a surtout retenu l'idée d'un processus de socialisation fortement lié au modèle de l'apprentissage social. Cette explication parait très crédible du point de vue des parents comme celui des enfants.

Dans l'histoire familiale, les parents consommant de l'alcool d'une façon chronique et maladive font un déni radical de leur comportement alcoolique. Le discours qu'ils tiennent à l'encontre de l'entourage- et de leurs enfants en particulier- est que l'alcool est un acte banal et qu'il aide à résoudre les problèmes. L'enfant observe attentivement le comportement des parents vis-à-vis de la consommation d'alcool et il en arrive à l'idée que l'alcool apporte une aide. S'opère ainsi ce que l'auteur appelle une déresponsabilisation. Pour ne pas subir trop fortement les conséquences de l'alcoolisation des parents, pour souffrir le moins possible les enfants se déresponsabilisent du problème. Ceci étant, comme on l'a déjà dit, l'alcool est quelque chose de normal dans le mode de vie. À cet égard, l'expérience de l'enfant vis-à-vis de l'alcool est globalement positive.

[169] Ibid., p.14.

L'alcool n'est pas en soi un danger. Et donc l'enfant adulte va à son tour faire un déni total de l'alcoolisation. Cela peut entraîner à terme une nouvelle dépendance alcoolique de nature intergénérationnelle. Il faut dire aussi que durant la vie en famille, l'alcool est un sujet tabou. Il ne faut surtout pas en parler.

L'enfant-adulte devenu alcoolique explique dans l'enquête réalisée par l'auteur que l'entrée dans l'alcoolisme se fait de deux manières ou du moins se justifie de deux façons : d'abord, il consomme pour mieux se sentir, pour dormir, pour «voir la vie fabuleuse ». Il s'agit là d'explications liées à sa propre personne. La deuxième référence est totalement liée à la transmission intergénérationnelle. Il s'agit dès lors des aspects relatifs à l'apprentissage social par l'observation du comportement alcoolique du parent, à l'hérédité en partie biologique et en partie génétique. Dans ce cadre-là, on tend à évoquer la fatalité.

Mais quand on va plus loin dans l'analyse des comportements des enfants devenus adultes « l'alcool apparait comme un moyen pour faire face aux difficultés à gérer ses émotions. L'alcool est une sorte de médicament car on sait par un grand nombre d'autres études qu'une jeunesse passée avec des parents alcooliques fragilise et traumatise à des degrés divers les enfants et les adolescents. Un environnement avec un parent alcoolique est un environnement instable et induit des peurs et des troubles du comportement. Personne ne sort indemne de l'alcoolisation abusive. Elle s'accompagne souvent de conflits conjugaux, de coups et de violence qui n'épargnent personne dans le cadre familial. Plus tard, les enfants deviendront des sujets fragilisés ayant du mal à contenir leurs émotions. Ils font un apprentissage social de l'alcool. Cet apprentissage social se définit dans les termes de l'auteur comme un « apprentissage par l'observation du comportement du parent ». Et rappelons que la posture alcoolique représente à long terme dans la famille « une normalité ».

Néanmoins, les enfants en question rejettent l'idée d'une pure hérédité. Il y a peut-être un terrain favorable mais ce qui compte est que l'enfant s'imprègne de ce qu'il voit. On refuse également le discours fataliste.

Cependant, cette étude très longue de Diana Toribio conclut avec une perspective délicate sur ce problème de la reproduction sociale de l'alcoolisme : « Pour l'enfant devenu adulte se souvenir avoir vu un bon nombre de personnes de sa famille consommer peut renforcer sa croyance ou ses justifications sur les raisons de consommer de l'alcool. Ceci pourrait renforcer la non-prise de responsabilité par rapport à sa propre consommation en explicitant son problème d'alcool comme le résultat d'un problème familial qui ne se terminera jamais »[170].

Obésité, surcharge pondérale, miroir des inégalités sociales de santé : malbouffe et pratiques alimentaires de classes

« Dis-moi ce que tu manges, je te dirai qui tu es ». Cette citation de Brillat-Savarin est encore d'une grande actualité malgré les métamorphoses du contenu de nos assiettes ces dernières années. Ou peut-être à cause de cela. La société biogénique dans laquelle on vit offre le paradoxe d'une abondance considérable peu connue dans l'histoire humaine et en même temps, d'une certaine raréfaction des denrées pour certains groupes sociaux que le pouvoir d'achat ne permet d'acquérir. Il y a donc une base alimentaire qui affecte de mille moyens le corps. Or, ce dernier est la pierre angulaire de toute existence. Ce que David Le Breton dit en ces termes : « Est-ce qu'on sait soi-même quel est son propre corps ? C'est la question qui ne cesse de me hanter. Notre condition humaine est une condition incarnée. La condition humaine ne se conçoit pas en dehors du corps, donc en dehors des sens, en dehors des émotions, en dehors de tout qui nous fait corps »[171].

---

[170] Diana Toribio, Comment les enfants adultes de parents alcooliques qui développent une dépendance à l'alcool se l'expliquent-ils ? Mémoire d'Éducation Sociale, novembre 2008, p. 59.

[171] David Le Breton, « Comment capter et conserver la fragilité de nos existences », L'Entretien, 05. Éditions du sous-sol

Qu'est-ce qui fait vraiment notre corps ?

On retrouve là tout ce qui traverse cet essai. Cela constitue presque une synthèse. Il y a d'abord la part génétique qui situe dans la filiation des parents, des grands-parents et dans la famille transgénérationnelle. Ne dit-on pas souvent : il ressemble comme deux gouttes d'eau à tel ou tel ancêtre ou parent très proche. Il suffit de prendre parfois des photos pour affirmer une ressemblance flagrante. Mais ce n'est pas tout : il y a aussi l'héritage sociétal. Cela va des pratiques alimentaires à la discipline du corps (entre exercice sportif et sédentarité). Ces dernières années on a beaucoup écrit sur ces thèmes de l'entretien des corps qui modèlent et façonnent le corps humain. Dans le champ médical et psychologique, il y a eu la « vague anorexique et boulimique ». L'anorexie comme maladie psychiatrique n'a pas été très « classifiante » socialement car elle a touché souvent les classes aisées ou certaines élites sociales comme les mannequins. Ce n'est que très tardivement dans le champ social qu'on a investigué le sujet. Le statut du boulimique est du même ordre. Non pas que ces sujets ne font pas problème dans le champ médical et social mais cela parait être marginal. Sauf que pour l'anorexie, on en meurt et que l'aboutissement naturel de la boulimie est l'obésité.

C'est précisément lorsque l'obésité est apparue sur l'agenda politique que le regard anthropologique et sociologique a profondément changé sur le corps contemporain. Les formes du corps constituent un vieux thème magistralement étudié par les historiens[172].

On en sait beaucoup sur la culture du « gros » comme sur la culture de la minceur. Mais dans les sciences sociales de la santé, on a traité pendant longtemps le corps comme appartenant à la sphère privée. L'apparence finalement appartient à chacun d'entre nous sans porter obligatoirement de jugement ou d'évaluation sur ce qui est bien ou mal, beau ou

[172] A titre seulement d'exemple on peut lire avec plaisir : Georges Vigarello, Les métamorphoses du gras, histoire de l'obésité, Points Histoire, Éditions du Seuil, 2010 ; Georges Vigarello et alii, Corps en Formes, CNRS éditions, Paris, 2013 ; Alain Corbin, Jean-Jacques Courtine, Georges Vigarello, Histoire du corps, 3 tomes, Éditions du Seuil, 2006.

laid. La modernité semblait même s'accommoder d'une forme de tolérance sur les formes du corps. Après tout dans une vision libertaire de la Santé Publique chacun a le droit d'avoir le corps qu'il veut au même titre que je peux accepter librement mes addictions et autres conduites déviantes et excessives tant qu'on ne porte pas atteinte à l'autre ou à la société.

Cela n'a été en réalité qu'une impression illusoire complètement remise en cause à partir du moment où cette « indisposition fâcheuse d'être gros » (selon Brillat-Savarin) allait en peu de temps être élevée au rang « d'épidémie » par l'Organisation mondiale de la Santé qui estime qu'au moins 400 millions de personnes dans le monde entrent dans la catégorie médicale des obèses. L'obésité est dès lors une maladie au même titre qu'une minceur excessive.

Cette entrée sur l'agenda politique et médical a des conséquences considérables sur le regard qu'on a aujourd'hui sur le corps. D'abord, le corps entre dans la sphère publique. Il n'est plus l'apanage du domaine intime et privé. La stigmatisation du corps « gros » s'affirme dans tout l'espace social comme le constate très pertinemment le collectif « Gras Politique »[173]. La médecine fixe rapidement les indicateurs cliniques de la norme : IMC (indice de masse corporelle) qui est utilisé partout même pour évaluer parfois les aptitudes au travail. Philosophiquement et moralement, les normes prennent sens : d'un côté, le gros symbolise le laisser-aller et la paresse et de l'autre le mince incarne la rigueur et la productivité. La dictature de la minceur et de l'équilibre corporel font émerger à travers l'obésité les multiples risques de pathologies comme le diabète, l'insuffisance cardiaque, les accidents vasculaires cérébraux, les problèmes de mobilité et autres handicaps.

Dans cette rhétorique de la corpulence normalisée et codifiée, la chasse au surpoids devient un grand marché où les pratiques alimentaires et sportives deviennent elles-mêmes médicalisées. L'ensemble de ces pratiques qui régulent le corps et le poids donnent naissance dans la société à ce que certains auteurs

---

[173] Daria Marx et Eva Perez Bello, Gros n'est pas un gros mot, Chronique d'une discrimination ordinaire, Librio, 2018.

appellent « le syndrome du bien-être »[174]. La nouvelle Santé Publique fait du corps un lieu d'expérimentation et de la diététique. Le culte de la minceur se généralise à toute la population. Mais ce qui fait à nouveau problème est que tout le monde ne peut pas répondre favorablement aux exigences du corps mince. On ne peut éviter sur ce thème central de la modernité, la discrimination sociale. Les groupes sociaux défavorisés sont à nouveau pénalisés et d'une façon très conséquente. Pendant plusieurs siècles, les historiens du corps ont montré que la corpulence était l'apanage du sommet de la hiérarchie.

Aujourd'hui, on assiste à une inversion de cet ordre. Dieter Vandebroeck le note en ces termes : « L'une des constatations les plus récurrentes des nombreuses recherches consacrées à l'épidémie d'obésité établit une relation inverse entre la position sociale et le poids. L'obésité, relativement rare chez les titulaires des positions sociales dominantes, a une prévalence disproportionnée au bas de l'espace social. Au vu de la fréquence d'observation de cette relation inverse dans la plupart des sociétés postindustrielles, il est justifié de considérer que le poids est un fait social et que les antécédents génétiques et les caractéristiques psychologiques individuelles ne suffisent pas à en expliquer la distribution et l'évolution »[175].

L'auteur insiste beaucoup sur le fait que pendant longtemps la sociologie a ignoré cette articulation entre poids corporel et classe sociale alors même que les inégalités sociales de santé se sont littéralement matérialisées dans les dimensions physiques du corps. Il veut dès lors démontrer clairement que la distribution des différentes corpulences et formes de corps dans l'espace social est clairement liée à la position de classe : « ceux qui occupent les positions sociales les plus précaires ont toutes les chances d'avoir un corps stigmatisé (c'est-à-dire plus corpulent) tandis qu'à mesure que l'on s'élève

[174] Carl Cederström, André Spicer, Le syndrome du Bien-être, Editions L'Echappée, 2016.

[175] Dieter Vandebroeck, « Distinctions charnelles, Obésités, corps de classe et violence symbolique », Actes de la Recherche en sciences sociales, 2015, n°208.

dans la hiérarchie sociale, les chances d'avoir un physique plus séduisant s'accroissent systématiquement »[176].

Enfin , l'auteur reconnait que la morphologie du corps prend une connotation morale ou renvoie à une évaluation morale de la personne : « Au lieu d'être perçues comme des différences purement physiques, les différences de poids sont interprétées comme un indice incorporé de personnalité individuelle et de caractère moral qui contribue à distinguer ceux dont le physique témoigne d'un sens inné de maîtrise de soi et de détermination (preuve de la détention d'une culture) de ceux dont le corps trahit un manque intrinsèque d'autodiscipline et de motivation, une incapacité de juguler ses appétits viscéraux et ses pulsions primaires et donc une soumission coupable à la nature. »[177]

Cette tendance à une forme de culpabilité s'est nettement amplifiée ces dernières années avec l'intervention des pouvoirs publics qui énoncent clairement dans une logique de santé publique les principes d'une nourriture saine et équilibrée comme par exemple le fameux message largement médiatisé dans la société : « manger cinq légumes et fruits par jour ». Ce modèle sanitariste s'oppose selon Fabrice Etilé à un modèle nutritionnel dit modèle de plaisir comme les fast foods et autres nourritures riches en sucres et sels ajoutés. Dès lors de très nombreux analystes opposent le modèle du plaisir immédiat affilié aux classes défavorisées à celui des classes aisées qui se reconnaissent plus aisément dans les consignes bienfaisantes du modèle sanitariste. D'un certain point de vue, l'intervention de la santé publique dans le « bien manger » a accru nettement les inégalités de santé.

Deux idées ressortent : l'usage de la nourriture rapide riche en gras, en sucre et sel ajouté devient vite une addiction dans les classes populaires qui vont même jusqu'à manifester si on annonce la fermeture d'un fast food, haut lieu de la socialité dans les quartiers démunis de vie sociale.

---

[176] Ibid, p.16.
[177] Ibid., p.17.

Il s'installe en même temps, ce que Fabrice Etilé appelle « la mécanique de la reproduction des comportements alimentaires qui entretient des risques chez les enfants : ceux qui ont un parent obèse ont trois fois plus de risques d'être obèses eux-mêmes. Cela s'explique à la fois par des facteurs génétiques et par des facteurs environnementaux comme les pratiques alimentaires des parents »[178].

La reproduction des pratiques alimentaires en milieu populaire est très inquiétante car elle va nourrir à terme d'importants problèmes de surpoids et de maladies chroniques.

Mais pourquoi parler d'addiction pour la nourriture sur laquelle nos comportements peuvent changer au cours d'une vie. Pourquoi parler avec autant de facilité d'addictions alimentaires pour les seuls milieux populaires ? Fabrice Etilé éclaire parfaitement dans son livre les mécanismes en cours qui produisent de l'obésité et du surpoids qui prévalent beaucoup dans les milieux défavorisés lesquels dans leur stratégie alimentaire cherchent plutôt à optimiser une nourriture riche qui tient au corps et à moindre coût. Dans ce processus créé de toute pièce par l'agriculture productiviste de l'après-guerre, l'auteur fait le constat suivant :

« Le chemin technologique suivi par les industries agroalimentaires a permis de produire des aliments qui sont de plus en plus en congruence avec le goût des classes populaires qu'avec ceux des classes aisées. En effet, gras et sucres ajoutés ont pour propriété de rassasier au moindre coût, tout en procurant des expériences de consommations les plus immédiatement agréables. Au-delà de notre appétence naturelle et ancestrale pour le gras et le sucré, ces expériences peuvent déformer les préférences alimentaires, conduisant les individus à spécialiser leur goût dans le gras et le sucré, comme une addiction »[179].

Finalement les habitudes alimentaires qui paraissent issues du seul libre arbitre peuvent s'ancrer dans des goûts qui rendent

---

[178] Fabrice Etilé, Obésité, Santé Publique et populisme alimentaire, Cepremap, Editions rue D'Ulm Paris, 2013.
[179] ibid., p. 68.

dépendants et addictifs. On sait par ailleurs que plus on prend du poids et plus le corps a tendance à réclamer ces biens alimentaires qui pénalisent. On ne peut plus s'en passer. On peut dire aujourd'hui que certaines populations sont devenues progressivement dépendantes du « fast-food » pas seulement parce que « c'est moins cher » (ce qui est faux !) mais parce qu'on est accro aux saveurs de ce type de nourriture. Toute une génération – surtout des quartiers populaires – est socialisée à la « macdonaldisation ».

Fabrice Etilé en rajoute une couche en faisant l'analogie suivante « les régimes alimentaires riches en graisses et/ou en sucres ajoutés sont susceptibles d'engendrer des comportements addictifs similaires à ceux observés chez les usagers de drogues : répétition des prises et, dans le cas d'un régime alimentaire riche en sucres ajoutés, symptômes de sevrage »[180].

Ce type de « drogue alimentaire » se trouve être en rapport étroit avec la division sociale des classes comme le confirme l'auteur : « Ainsi la distinction sociale des goûts innés ou/et acquis dans l'enfance sous l'effet des choix parentaux – du côté des classes populaires le gras et le sucré, du côté des classes aisées l'obligation de manger des fruits et légumes - est ensuite renforcée par des mécanismes neuroadaptatifs. Les différences sociales de goûts s'inscrivent dans les processus physiologiques gouvernant l'appréciation sensorielle des aliments. In fine, les inégalités sociales de santé nutritionnelles témoignent des effets cumulatifs de ces différences »[181].

On peut ajouter que cette appréciation sensorielle des goûts risque fort de se perpétuer au travers des générations assurant ainsi une vraie reproduction des pratiques alimentaires de génération en génération. L'obésité peut dès lors devenir intergénérationnelle.

Ce qui est peut-être plus dramatique aujourd'hui est que le contexte agroalimentaire favorise largement cette reproduction diminuant l'égalité des chances en santé par rapport à la nourriture. On parle de société « obésogénique » pour dire que

[180] Ibid, p. 70.
[181] Ibid., p. 70.

l'offre calorique est explosive. On devrait préciser que l'industrie agroalimentaire accentue par ces choix ce que Fabrice Etilé nomme populisme alimentaire en offrant à bas coût des plats et produits gras et sucrés en abondance dans les grandes surfaces « discount » auxquelles ont largement accès les classes populaires. La société devient surtout « obésogénique » pour les plus défavorisés qui n'ont pas les moyens financiers d'accéder à une nourriture de meilleure qualité pour la santé.

Cette position des classes populaires peut poser problème car un des grands spécialistes de la question insiste souvent dans ses importants travaux[182] sur le fait que les surcharges pondérales et certaines formes d'obésité sont assez bien distribuées dans l'échelle sociale. Mais il admet aussi une surprévalence réelle de l'obésité dans les classes défavorisées. Ce fait est maintenant bien établi statistiquement. Par exemple, les données épidémiologiques d'une enquête de 2005-2006 auprès des enfants scolarisés[183] parue dans le bulletin épidémiologique sont assez significatives : ainsi, 13,9% des enfants dont le père est issu de la catégorie socio-professionnelle « ouvriers » présentent une surcharge pondérale et 4,3% une obésité, contre respectivement 8,6 % et 1,2% des enfants dont le père est cadre. Les enfants scolarisés dans une école publique située en ZEP ont plus fréquemment un indice de masse corporelle supérieur à la normale que les autres : 15,9% sont en surpoids contre 11,9% pour ceux qui fréquentent une école publique hors ZEP. L'écart est encore plus marqué pour la prévalence de l'obésité : 5,1% en ZEP contre 2,9% dans les autres écoles publiques.

Dans INSEE Première, Thibaut de Saint Pol constate que les écarts entre les catégories sociales s'accroissent en termes d'obésité en France. Plus finement, il signale que le développement des différences entre les groupes sociaux se retrouve du côté des niveaux de diplômes et des niveaux de vie.

---

[182] Jean-Pierre Poulain, Sociologie de l'obésité, Sciences Sociales et Sociétés, Paris, PUF, 2009 ; sous la direction de Jean-Pierre Poulain, Dictionnaire des cultures alimentaires, Paris, PUF, 2012.

[183] « Surpoids et obésité chez les enfants de 6 ans en France, 2005-2006, Bulletin Epidémiologique Hebdomadaire, mars 2011.

En 2003, 15% des individus sans diplômes ou ayant au plus un brevet des collèges sont obèses, tandis que seulement 5% des diplômes du supérieur le sont. L'écart est de 10 points : il a doublé entre 1981 et 2003, moins un individu est diplômé, plus il a de chance d'être obèse. Par catégorie socio-professionnelle, la hiérarchie reste stable dans le temps : la prévalence de l'obésité touche surtout les agriculteurs, puis les ouvriers, les artisans et les commerçants, les chefs d'entreprise et les employés. Les disparités entre groupes sociaux grandissent en termes de surpoids avec une position très favorable aux cadres et professions supérieures

Le même Thibaut de Saint-Pol rappelle bien « que le corps et ses formes représentent depuis longtemps un enjeu de distinction sociale et il donne à voir aux autres le statut que nous occupons dans la société ». Il note ainsi que dans les années 1990, « le lien entre obésité et pauvreté vaut ainsi surtout en France, pour les femmes. Alors que pour les hommes, une forte corpulence peut aussi aller de pair avec un statut social ou un revenu élevé, on constate que les femmes les moins bien payées ou vivant dans les milieux les plus défavorisés sont les plus corpulentes »[184].

Le Journal Le Monde publiait une étude portant sur des cohortes épidémiologiques suivies dans le temps. Les résultats sont aussi parlants : pour l'obésité et le surpoids, la pauvreté reste le facteur aggravant. Par exemple, on sait avec certitude selon ces cohortes, qu'un peu plus de 30% des femmes dont le revenu mensuel est inférieur à 450 euros sont obèses, ce taux chutant à 7% chez celles qui disposent de plus de 4200 euros par mois. Et ce qu'il y a de plus inquiétant est que les mêmes études montrent que tout se joue très tôt puisque les enfants de grande maternelle souffrant d'obésité sont quatre fois plus nombreux (5,8%) chez les ouvriers que chez les cadres (1,3%).

[184] Thibaut de Saint Pol, « L'obésité en France : les écarts entre les catégories sociales s'accroissent », INSEE Première, n° 1123, février 2007 ; Thibaut de Saint Pol, « Obésité, normes et inégalités sociales », Le Journal des psychologues, n° 311, 2013.

En termes de recomposition du corps dans le temps, la conclusion revient à Jean-Pierre Poulain[185] qui constate d'abord que dans les sociétés en développement, le corps gros est l'apanage des groupes ethniques aisés et riches (les pauvres majoritaires sont en sous-nutrition) alors que dans les sociétés développées, c'est l'inverse : les obèses se trouvent plus souvent dans les couches populaires. Ce phénomène est très net pour les femmes et moins marqué pour les hommes. Si l'on prend en compte les dates de réalisation des études, on constate un basculement d'une obésité masculine de distinction– l'homme d'affaires installé dans la vie- dominante avant les années soixante, à une obésité masculine des classes populaires dans les études contemporaines. Pour la France, les études récentes confirment la surreprésentation de l'obésité au bas de l'échelle sociale.

Cette représentation sociale reste d'une certaine façon classique sauf que l'auteur apporte un éclairage supplémentaire qui interpelle : « l'obésité morbide, écrit l'auteur, est aussi plus fréquente dans les milieux en précarisation, les prévalences les plus fortes étant associées à des dynamiques inter et intragénérationnelles descendantes ».

Cette affirmation est singulière et interroge puisqu'elle suppose que l'obésité se transmet comme ce fût le cas des addictions. Il existerait une reproduction sociale du corps, comme l'affirment aussi dans une étude qualitative, Maria de la Almudena Sanahuja et Patrice Cuynet[186]. On avait déjà quelques prémisses de ce phénomène dans les études sur les usages sociaux du corps et sur les liens étroits entre les représentations du corps selon les milieux sociaux. Par exemple, le corps mince tant vanté par les médias épouse assez bien les aspirations socio-culturelles des classes sociales aisées alors que le corps « gras »

---

185 Jean-Pierre Poulain, « Obésité » dans le Dictionnaire des cultures alimentaires, Paris, PUF, 2012.

186 Maria de la Almudena Sanahuja, Patrice Cuynet « l'obésité, une transmission transgénérationnelle du corps familial », L'esprit du temps, Champ psy n°60, 2011.

avec des rondeurs répond aux exigences du bien portant tel qu'il est envisagé dans les attentes des milieux populaires[187].

Cette transmission intragénérationnelle et intergénérationnelle n'en est pas moins interrogative pour ne pas dire en partie énigmatique. Jean-Pierre Poulain apporte dans le même article du Dictionnaire quelques éclairages sociologiques fort riches. Il rappelle d'abord l'existence d'un lien solide entre obésité et statut socio-économique. Il admet que les positions sociales dans la stratification sociale peuvent être déterminées en partie par l'obésité. Ce constat est en lui-même surprenant car la sociologie traditionnelle a tendance à évoquer d'autres déterminants. L'auteur poursuit sa démonstration en évoquant la mobilité sociale qui permet évidemment de se déplacer dans l'espace social : mobilité sociale ascendante si on grimpe l'échelle sociale et inversement pour la mobilité descendante.

Les conclusions que Jean-Pierre Poulain tire sont d'un très grand intérêt pour nos sociétés contemporaines : « l'obésité ralentit la mobilité intragénérationnelle et augmente la mobilité intergénérationnelle descendante. Cette dernière est influencée par trois facteurs : le niveau d'éducation, l'activité professionnelle et le mariage qui n'ont pas le même poids selon le sexe.

Pour les femmes, le mariage est considérablement déterminant même si son importance tend à diminuer. C'est ainsi que les femmes minces font plus fréquemment des mariages ascendants, c'est-à-dire se marient avec des hommes de statuts plus élevés qu'elles et qu'à l'inverse les femmes fortes réalisent des mariages descendants, c'est-à-dire se marient avec des hommes de statut social moins élevé qu'elles. Sous la pression du modèle esthétique de minceur, le mariage apparait comme une « véritable gare de triage », orientant les femmes minces vers le haut de la société et les femmes fortes vers le bas »[188].

---

[187] Luc Boltanski, Les usages sociaux du corps, op. cité.

[188] Jean-Pierre Poulain, « Obésité » dans le Dictionnaire des cultures alimentaires, op. cité. Dans une démarche proche (sans prétendre à exhaustivité) voir : Luc Boltanski, Les usages sociaux du corps, Actes de la Recherche en sciences sociales, 1971. Pierre Bourdieu, La distinction, éditions

On pourrait croire qu'un tel phénomène social est sidérant mais par analogie on trouve aujourd'hui le même tri dans le monde du travail où les recruteurs utilisent la taille et le poids comme critères de sélection entre les femmes minces qui bénéficient de promotion sociale et pas les autres à la corpulence plus ronde. Il faut admettre que ces mécanismes de sélection sociale ont été renforcés par la médicalisation et la psychologisation du surpoids et de l'obésité. Au qualificatif de « gros » est associée la paresse, le manque de volonté, un laisser-aller général. Et puis avec l'épidémie de gros, on associe à terme de très importants problèmes de santé (surtout en termes de maladies chroniques).

Ce qui est peut-être plus surprenant encore est de considérer qu'une mère par exemple à la corpulence forte ayant subi elle-même quelque stigmatisation ne fasse rien pour éviter l'obésité à ses enfants et de leur faire vivre des situations de discriminations sociétales typiques de la modernité. C'est là qu'intervient le modèle culturel familial au sens où l'entendent Marie de la Almudena et Patrice Cuynet[189]. Dans cet article, on fait allusion à l'emprise familiale sur le corps des adolescentes. Il y a là un enjeu infra familial très fort. Dans de très nombreuses familles sur terre, l'obésité ne ressort pas d'une dimension exclusivement individuelle mais du contexte familial. D'ailleurs par symétrie, la minceur est souvent vécue sur un mode familial typique des familles aisées.

Dans une perspective psychanalytique, les auteurs présentent une étude de cas d'une adolescente et ils posent un diagnostic sévère sur l'image maternelle : « La mère se pose alors en créatrice de sa propre famille. Les membres de la fratrie restent dans la même strate générationnelle. Dans cette famille chacun trouve sa place dans un rapport hiérarchique uniquement lié à l'âge. C'est une lutte contre l'individuation, chaque membre est

---

de minuit, 1979 ; Faustine Régnier, « Obésité goûts et consommation », Revue Française des Affaires sociales, 50, 2009 ; Claude Grignon, Christine Grignon, » Styles d'alimentation et goûts populaires, Revue Française de Sociologie, 21, 1980

[189] Marie de la Almuneda et Patrice Cuynet, « L'obésité, une transmission transgénérationnelle du corps familial », Champ psy, n° 60, 2011.

automatiquement en lien aux autres. Nous pouvons relever la présence d'un phénomène d'empiétement où la mère vit à travers l'obésité et à la place de sa fille en envahissant son espace privé, en contrôlant ses relations aux autres et ce qu'elle doit penser et manger »[190].

Il s'agit ici d'un cas d'obésité où la pression familiale exerce un pouvoir considérable sur le manger et le façonnage du corps de l'adolescente. On reste dans le même registre avec un problème liant psychiatrie, corps et classe sociale : celui de l'anorexie. Comme l'écrit d'une belle façon le pédopsychiatre Marcel Rufo, « l'anorexie est finalement plus une maladie de l'image de soi qu'une maladie de régime »[191]. C'est également ce qui ressort d'une étude très poussée et subtile menée par Claire Scodellaro et alii sur le couplage appartenance sociale et anorexie.

Plus que jamais l'influence des valeurs du milieu social impacte la santé des individus liés au groupe social. Les auteurs le constatent de différente façon et cela touche quand on sait par quoi passe l'anorexie qui est une pathologie qui fait peur car elle peut mener à la mort. D'ailleurs, le docteur Marcel Rufo insiste beaucoup lorsqu'il prend en charge des adolescentes anorexiques sur la « possibilité réelle de guérir et de se sortir de cette maladie psychique grave ». Les parents sont désemparés face à leur enfant anorexique alors que leur contribution à l'émergence de la maladie est loin d'être négligeable. Quelques citations illustrent la complexité du phénomène.

« L'anorexie mentale est habituellement interprétée comme une conformation exorbitante aux normes et valeurs de minceur pour les filles, facilitée pour les classes supérieures par leurs habitudes alimentaires »[192]. On a su très tôt que l'anorexie

---

[190] On verra plus loin l'importance du cadre familial concernant les troubles du comportement alimentaire. Voir singulièrement le texte de Claire Scodellaro, Jean-Louis Pan Ké Shon, Stéphane Legleye, « Troubles dans les rapports sociaux : le cas de l'anorexie et de la boulimie », Revue Française de sociologie, 2017/1, vol.58.

[191] Marcel Rufo, Dictionnaire amoureux de l'Enfance et de l'Adolescence, Paris, Plon, 2017.

[192] Claire Scodellaro et alii, art. Cité, p. 11

comme maladie mentale était plutôt considérée comme une pathologie des jeunes adolescentes de classes supérieures ayant souvent d'excellents parcours scolaires. Cela provient des exigences valorisées par le milieu : celui de la réussite sociale qui passe par l'investissement intellectuel et la minceur. Le contrôle du corps devient ainsi ce que les auteurs appellent un véritable stresseur social.

Le ressort du comportement de la jeune anorexique est alors de procurer un vrai sentiment de maîtrise de soi et, conséquemment d'améliorer son estime de soi.

Les conclusions des auteurs sont alors sans détour : « les troubles du comportement alimentaire se révèlent significativement liés à l'origine sociale et dessinent un gradient où la prévalence la plus élevée s'observe chez les filles de classe supérieure (cadre et profession intellectuelle supérieure, artisan, commerçant, chef d'entreprise) puis chez celles des classes moyennes (professions intermédiaire, employé) et demeure la plus faible parmi les filles des classes populaires (ouvrier sans emploi) et d'agriculteurs »[193].

En fait, ce qui se joue derrière le contrôle du poids et le culte excessif de la minceur, c'est dans les classes aisées : le contrôle de soi. Et cela est étroitement lié à la socialisation du milieu familial. C'est un trait de distinction sociale au sens de Pierre Bourdieu. L'enjeu se profile derrière la recherche à l'adolescence des propriétés classantes. À défaut de revenus confortables ou d'un statut social de prestige qu'on acquiert bien plus tard, l'apparence et les goûts culturels - et donc la minceur- font partie des propriétés classantes. Les auteurs écrivent sur cette recherche exorbitante de la minceur : « c'est un modèle d'auto-appréciation pragmatique de soi et un modèle en soi ». Pierre Bourdieu évoque à propos de cet usage du corps mince qui est fortement valorisé dans l'espace matrimonial comme dans celui de la réussite professionnelle et sociale, d'un véritable « véritable capital corporel ». Dès lors pour les sociologues de l'étude tout doit s'analyser consciemment ou inconsciemment en termes d'investissements. La maladie est

[193] Ibid., p. 17.

ainsi totalement intégrée aux habitus de classe avec d'un côté, l'obèse inséré à l'espace domestique en milieu populaire et l'anorexique et son perfectionnisme corporel dans un espace esthétique où compte surtout l'apparence. Ainsi, « les pratiques anorexiques aussi bien de privation alimentaire que d'activité intellectuelle intense apparaissent ainsi en phase avec les normes et les valeurs de leur classe »[194].

[194] Ibid., p.25.

CHAPITRE IV
LE TRAVAIL TUE
DE GÉNÉRATION EN GÉNÉRATION

> « Bref, le travail est bel et bien un grand fait de fonctionnement général comme disait Mauss, un fait social complet dont l'analyse invite à prendre en compte un très grand nombre de dimensions du système social tout entier. Le travail, c'est plus que le travail. »
>
> Christian Baudelot, Michel Gollac,
> *Travailler pour être heureux ?*
> *Le bonheur et le travail en France,*
> Fayard, Paris, 2003

Ces dernières années ont été propices à un regard nouveau sur le monde du travail et singulièrement sur les conditions de travail et leur impact sur la santé physique et mentale des travailleurs. De très nombreux journaux et éditoriaux n'ont pas hésité à titrer que le « travail tue » après la vague de suicides dans de très grandes entreprises et après les procès relatifs à l'amiante ou d'autres substances chimiques. Les ergothérapeutes, les psychologues, les sociologues se sont à nouveau réapproprié le champ du travail et ses conséquences sur la santé au travail. On dispose d'importantes études qui montrent très clairement que les salariés ne sont pas tous égaux face aux conditions de travail difficiles, pénibles et certaines catégories de travailleurs paient un lourd tribut en termes de santé. La chose est d'autant plus surprenante que l'on avait jusqu'alors un double constat : d'abord, un certain déni généralisé de l'existence de conditions de travail suffisamment difficiles pour impacter gravement la santé ; puis, que tous les groupes sociaux étaient en situation d'égalité vis-à-vis du monde du travail. Sur ce dernier point, on en veut pour preuve le résultat du travail remarquable de Christian Beaudelot et Michel Gollac sur le bonheur au travail. Dans cette étude, il est clairement affirmé dans un premier temps que le bonheur et le malheur au travail avaient tendance à se répartir également entre les groupes sociaux. Une analyse plus subtile permet de se montrer plus nuancés ultérieurement.

Venons-en d'abord à cette notion de déni ou de banalisation de la souffrance au travail. Pendant, de longues années, la statistique du monde du travail se résumait au nombre d'accidents du travail et de morts au travail dans les métiers à très haut risque comme ceux de l'industrie et du bâtiment. Et l'analyse se montrait finalement optimiste avec la fin de l'ère taylorienne qui reposait sur une forte intensification du travail. Dans l'esprit des économistes, la prospérité des fameuses « trente glorieuses » allait balayer radicalement les anciens problèmes liés à la relation santé et travail. S'en sont suivi plusieurs années de déni ou plutôt de banalisation de la souffrance au travail et du mal-être dans la machine économique qui, selon les vieilles prédictions marxistes, devait tôt ou tard émanciper le travail de la pénibilité de la tâche. L'homme intervient hors de la machine à contrario de la taylorisation et est censé contrôler le processus du travail.

La plupart des chercheurs spécialistes de la relation travail-santé sont unanimes à reconnaître ce déni de la reconnaissance du rôle du travail sur la santé. Ainsi dans son ouvrage sur le 'Travail intenable : résister collectivement à l'intensification du travail', Laurence Théry écrit : « Pourtant, la France était caractérisée par un faible intérêt pour les questions de travail de la part des responsables politiques ou de la majorité des partenaires sociaux. L'expression des travailleurs eux-mêmes sur le sujet était limitée, ou du moins sa visibilité était limitée. Celle des représentants des employeurs s'était souvent cantonnée à la posture d'un lobby niant la consistance des risques ou les relations entre travail et pathologies même lorsque, comme dans le cas de l'amiante, les preuves scientifiques étaient accablantes »[195].

[195] Laurence Théry, Le travail intenable, Résister collectivement à l'intensification du travail, La Découverte/ Poche, Paris, 2010, p.6.

Les propos de Michel Gollac, spécialiste reconnu des conditions du travail et de leur impact sur la santé, sont aussi éclairants : « Parler de déni de la souffrance mentale au travail semble relever du paradoxe. Ce thème a fait la une de tous les grands magazines d'actualité et de la presse destinée aux spécialistes des relations humaines, aux cadres en général, voire aux dirigeants. La souffrance mentale reste cependant rarement identifiée dans le monde de l'entreprise. Son traitement y est souvent purement psychologique, sans que les formes de travail qui en sont la cause soient remises en question. Lorsque l'entreprise reconnait le rôle causal de l'organisation, la pénibilité mentale du travail est souvent présentée, sans preuves, comme la contrepartie inévitable de l'efficacité économique »[196].

La difficulté qu'on rencontre pour mesurer l'impact des formes de travail sur la santé des salariés est qu'on n'a pas obligatoirement des résultats instantanés des conditions de travail délétères. L'impact est reporté dans le temps. De solides travaux en ergonomie montrent que durant les périodes d'activité pour des tâches pénibles et fatigantes qui usent physiologiquement et mentalement, les salariés les plus forts sont choisis et ils développent des capacités d'adaptation surprenantes. De plus, une sorte de sélection s'opère dans le choix des salariés pour de tels postes. L'impact en termes de morbidité s'effectue bien après dans la phase inactive (à la retraite) où là ressortent les graves effets de l'usure opérés par le travail. Et ce dont on est sûr est que les travailleurs, salariés, cadres ne sont pas sur un pied d'égalité sur les pathologies et sur les états de mortalité (mortalité prématurée par exemple).

Les auteurs écrivent ceci : « Le nombre de troubles de santé, graves ou bénins, augmente d'une façon remarquablement régulière au fur et à mesure que le bien-être ressenti par rapport au travail diminue et que la souffrance exprimée, ou encore la pression augmente. Une même progression nette et régulière est

[196] Michel Gollac, Marie Josèphe Castel, Françoise Jabot, Philipe Presseq, « Du Déni à la banalisation, Note de recherche sur la souffrance mentale au travail », Actes de la recherche en sciences sociales, 2006/3, n°163.

notée pour les pathologies observées par les médecins. Il y a donc bien un lien entre rapport subjectif au travail et état de santé objectif. Il est inégal selon les pathologies : très fort pour les pathologies psychiatriques, fort pour les pathologies neurologiques et rhumatismales, plus modéré pour les pathologies respiratoires et cardiaques, inexistant pour les cancers »[197].

Les spécialistes de la santé au travail s'appuient sur des travaux qui établissent d'une façon claire l'impact du rapport au travail, et donc des formes d'organisation qui en sont la cause, sur les pathologies cardio-vasculaires d'une part et les pathologies mentales d'autre part, ainsi que sur les troubles musculo-squelettiques. Nul ne peut ignorer aujourd'hui que le rapport au travail est un bon prédicteur des problèmes de santé des gens.

Malgré ces certitudes, la méconnaissance de la santé au travail est encore de mise dans de très nombreuses activités économiques[198].

Les raisons de cette méconnaissance sont dues incontestablement aux résistances patronales et même syndicales et de nombreux acteurs de la sphère de travail comme le disent deux des plus grands spécialistes des conditions du travail : « Mais on trouve là, plus généralement, les ingrédients usuels de la dénégation des liens entre santé et travail : préjugés des dominants relativement à diverses catégories de travailleurs (les femmes, les ouvriers, etc.) ; interprétations qui individualisent les enjeux voire stigmatisent les personnes ; incrédulité vis-à-vis des bilans statistiques ou des démonstrations scientifiques qui établissent de tels liens ; et croyances invérifiées dans un progrès naturel, qui renverraient au passé les principales atteintes à la santé en milieu professionnel »[199].

---

[197] Ibid., p. 13.

[198] Danièle Carricaburu, Emmanuel Henry, « Méconnaissance de la santé au travail », Sciences Sociales et Santé, 2010/2, vol.28.

[199] Michel Gollac et Serge Vollkoff, « la santé au travail et ses masques », Actes de la recherche en Sciences Sociales, 2006/3, n°163.

Le discours est parfois même sidérant. Le mal au travail appartient au passé, à l'ère de l'usine taylorienne qu'on voit dans les Temps Modernes de Charlie Chaplin. On peut même aller plus loin en rappelant les conditions du travail « à la Zola ». C'est maintenant largement dépassé et l'organisation actuelle du travail optimise le bien-être du travailleur. Les quelques domaines qu'on veut bien laisser – et encore !- au doute et à la suspicion concernent les atteintes exogènes (environnementales dira-t-on) du contexte du travail. L'exemple type est celui de l'amiante qui est entré sur l'agenda politique de la Santé Publique, et ce faisant exonère presque le monde du travail. La reconnaissance d'un cancer de type professionnel constitue en soi une problématique très complexe et très peu de cas aboutissent devant la justice tant la pression patronale et étatique est grande.

Mais l'économie contemporaine avait repéré assez tôt les désastres de l'économie du travail liés à la mutation du capitalisme contemporain avec ses nouvelles méthodes de management dans le privé et le new public management dans le secteur public. Comme l'a très bien analysé dans de nombreux ouvrages remarquables Christophe Dejours signale qu'il a fallu on ne sait combien de morts par suicide dans les grandes entreprises pour qu'on s'étonne naïvement presque de l'existence d'une situation anomique dans l'univers de l'entreprise[200].

Dès lors, le présent travail prend une autre dimension : les individus et les groupes socio-professionnels ont subi ou subissent dans leur vie un impact délétère certain qui est peu reconnu. Or, dans une trajectoire de vie, combien d'années passons-nous dans le monde du travail (ou au chômage) en croyant peut-être n'en subir aucune atteinte ? De plus, tous les groupes sociaux ne sont pas égaux vis-à-vis des conditions de travail. Ceux sont toujours les mêmes salariés qui sont

[200] L'intérêt du travail de Christophe Dejours est qu'il date, à savoir qu'il analyse et décortique l'univers mental du travail depuis de très nombreuses années. La vague de suicides dans les grandes entreprises qu'il a étudiée après coup a fait ressurgir le très grand intérêt de ses approches. On citera plusieurs de ses ouvrages le long de cet essai.

confrontés à l'intensification du travail et aux phénomènes importants de la précarisation des postes dans le travail. Et cette situation impacte la santé des adultes durant leur trajectoire professionnelle qui dure quand même 40 ans !

L'intensification, précarisation du monde du travail : déterminants de la santé à terme

Rappelons que pendant longtemps, on a imaginé que le travail n'impactait pas tant que cela la santé des groupes sociaux surtout lorsqu'est passée la longue période de l'industrialisation sauvage dans toute l'Europe où les conditions de travail étaient profondément désastreuses avec une mortalité élevée pour cause d'accidents du travail. Le modèle tayloriste-fordiste semblait avoir adouci relativement ces mêmes conditions de travail selon une vision utopique selon laquelle dira Karl Marx l'homme est voué à une désaliénation de la machine et les travailleurs deviendront tous des cols blancs hors de l'espace de la chaîne entièrement robotisée. Dans ce processus du travail, il y avait de l'intensité du travail avec ses conséquences nuisibles pour la santé du monde ouvrier.

Mais on se préoccupait peu finalement de savoir par quels mécanismes ce type d'organisation du travail impactait vraiment la santé des travailleurs. Du moins mis à part les marqueurs globaux «d' accidents du travail » (surtout les mortels), on ne s'est pas préoccupé longtemps de ce que les salariés pensaient de leurs conditions de travail. Cette subjectivation était totalement ignorée dans la plupart des travaux des spécialistes du travail.

Deux affaires sont venues rappeler que la situation était plus complexe et plus délicate : l'affaire de l'amiante dans le bâtiment et l'industrie, l'affaire des vagues de suicides dans les grandes entreprises. La première affaire est venue simplement rappeler que l'environnement du travail est depuis de nombreuses années dangereux et porteur de plusieurs éléments mortels à terme pour les salariés. Ce n'est plus l'accident immédiat et instantané qui nourrit dorénavant les statistiques des conditions de travail mais les morts issus d'une longue exposition à des risques liés au travail.

La deuxième affaire interroge tous les acteurs du monde du travail et singulièrement les psychologues cliniciens qui avaient les premiers dénoncé les nouvelles organisations du travail délétères et dangereuses pour la santé mentale des gens.

Ce qu'il faut souligner ici est que le phénomène d'un nouveau monde industriel mondialisé induisant de nouvelles méthodes de travail fondées sur l'intensification des formes de travail avait très tôt interpellé les intellectuels comme par exemple Luc Boltanski et Eve Chiapiero dans un ouvrage[201] qu'on devrait relire attentivement après l'arrivée par exemple, du new public management dans les entreprises de services comme les hôpitaux.

Cette citation tirée d'un article de Michel Gollac sur l'intensité du travail est éclairante de ce qui s'est passé d'une façon latente durant la période dite « des trente piteuses » : « Les mutations des entreprises françaises dans les années 1980 et 1990 se sont accompagnées d'un accroissement des contraintes pesant sur le rythme de travail des salariés. Les acteurs de terrain et les enquêtes statistiques ont mis en évidence cette intensification, qui avait peu attiré l'attention des sociologues. Selon l'enquête du ministère du Travail et de l'INSEE sur les conditions de travail, la proportion des salariés déclarant que leur rythme de travail dépendait d'une demande extérieure à satisfaire immédiatement est passée de 28% en 1984 à 54% en 1998.

Dans le même temps, la proportion de ceux dont le rythme dépend du déplacement automatique d'un produit ou d'une pièce, de la cadence automatique d'une machine, de normes de production ou de délais à respecter en une journée au plus ou encore qui travaillent à la chaîne croissait de 23% à 45%. Et le nombre de ceux qui voient leur cadence imposée par la surveillance de la hiérarchie, la dépendance aux collègues ou

[201] Luc Boltanski et Eve Chiapiero, Le nouvel Esprit du capitalisme, Paris, Gallimard, 1999.

aléas du process de production augmentait de façon analogue »[202].

Ces années-là ont été celles où on a voulu par exemple faire de l'hôpital secteur non marchand par excellence un service purement marchand avec tous les critères de l'entreprise privée : productivité, profitabilité, évaluation. On a imposé à un service « public » une véritable culture entrepreneuriale. Et cela passe par de nouvelles organisations du travail qui ont abouti à un taux de burn-out du personnel infirmier jamais atteint jusqu'ici.

L'intensité au travail ne se réduit aux seules cadences comme avant mais à la fixation d'objectifs sans avoir les moyens réels pour les atteindre, à la complexité des nouveaux modes d'organisation du travail et aux accélérations multiples des changements organisationnels afin de s'adapter en permanence à la demande. En effet, ce qui change dans le monde économique et industriel est qu'il faut- en flux tendus- s'adapter aux impératifs qualitatifs de la demande qui impose le rythme. Le capitalisme industriel a changé de logique : d'une logique de l'offre, on est passé à une dictature de la demande. Cette situation en flux tendus entraine globalement une charge en stress extrêmement importante selon Patrick Légeron qui évoque aussi la croissance considérable dans l'entreprise des fameux risques psychosociaux[203].

La culture d'évaluation systématique étendue à tous les domaines de l'activité porte souvent atteinte à l'estime de soi, à la responsabilisation des acteurs (et des cadres dirigeants en particulier) et fait des dégâts considérables dans le monde de la grande entreprise. Comme l'a analysé Christophe Dejours, le nombre des suicides au travail ces dernières années est dû essentiellement à cette culture. On a osé dire que les suicidés avaient des problèmes ailleurs dans leur vie privée qui les a menés à des actes extrêmes. Or, dit Christophe Dejours la cause

---

[202] Michel Gollac, « L'intensité du travail : Formes et effets », Revue Economique, 2005/2, vol.56.

[203] Patrick Légeron, Le stress au travail, un enjeu de santé, Odile Jacob, Paris 2015.

pathogène est à chercher dans l'organisation du travail devenue parfois schizophrénique[204].

Ce qui s'est passé durant ces années de néolibéralisme affirmé est que les entreprises ont eu recours massivement à de nouveaux types de management. Les changements d'organisation, de priorités, d'objectifs se sont succédé à un rythme très soutenu rendant l'adaptation de l'homme au travail de plus en plus difficile ou nécessitant un effort marginal croissant.

D'où souvent un mal-être au travail avec son lot de troubles : accidentalité en hausse, troubles musculo-squelettiques, dépression, fatigabilité en hausse, usure mentale accéléré, burn-out, tension psychique, troubles cardiovasculaires en nette progression, hypertension, etc.

Michel Gollac écrit : « On a résumé l'intensité par le cumul d'une contrainte de type industriel ou bureaucratique (normes de production horaires ou quotidiennes, cadence automatique des machines, déplacement automatique du produit) ou d'une contrainte marchande (dépendance immédiate à la demande ou contact avec les clients, le public). Ce cumul traduit un niveau élevé d'intensité et est typique des nouvelles organisations »[205].

De très nombreuses catégories socio-professionnelles subissent de plein fouet la complexité de ces nouvelles formes organisations avec intensité du travail et peu de reconnaissance au travail : essentiellement, l'ensemble des précaires dans l'entreprise, les femmes, les jeunes, les employés du commerce, les salariés ayant un travail répétitif, ceux ayant des responsabilités hiérarchiques, les professions intellectuelles, les salariés ayant un soutien important dans leur travail , les travailleurs englobés dans l'ubérisation, etc.

Ce qu'il faut souligner est que certains auteurs prétendent que les différents salariés s'adaptent à cette intensification variée du travail. Ils le font même bien sinon ils sont éliminés. Mais ce

---

204 Christophe Dejours, Florence Bègue, Suicide et travail : Que faire. Puf Paris, 2009 ; Christophe Dejours, Observations cliniques en psychopathologie du travail, Paris, Puf, 2010.

205 Michel Golec, « intensité du travail » art. Cité, p.24.

qu'on oublie de considérer – et Michel Gollac insiste à juste titre là-dessus- est qu'un tel processus vieillit prématurément le salarié. Dès lors, on comprend mieux ce qui se passe après 55 ans : l'état de santé de ces travailleurs se dégrade sérieusement avec des taux de mortalité prématurée élevés. Il est assez remarquable qu'en épidémiologie et en Santé Publique, on insiste beaucoup pour la France en particulier, sur l'existence d'une mortalité masculine précoce (55 ans -65 ans). Les causes avancées sont souvent les comportements à risques. On peut ajouter ici les conditions de travail pénibles à long terme qui épuisent les candidats aux postes exposés. Et ceux sont toujours les mêmes groupes sociaux qui le sont. Il n'est pas non plus étonnant de relever le comportement addictif de ces mêmes groupes. Comme disent les salariés au bord du burn-out ou dont l'emploi est précarisé : « il faut bien tenir avec quelque chose ». Ils sous-entendent le recours excessif à l'alcool ou la cigarette.

Michel Gollac conclut nettement sur l'intensité du travail sur ce dernier demi-siècle : « L'intensité excessive du travail est source de pénibilité, de nuisances et de risques. L'intensification du travail au cours des années 1980 et 1990 a donc été, selon toute vraisemblance, une cause essentielle de la dégradation des conditions de travail perçues par les salariés. Ce mouvement va-t-il se poursuivre ou peut-il s'interrompre ?

On peut aboutir à un niveau d'intensité très élevé, accompagné d'une forte sélection de la main d'œuvre et d'effets désastreux, à court et à long terme, pour la santé de la population active ».[206]

Nous voilà avertis de l'existence d'un environnement du travail qui paraissait à l'origine moins dangereux que celui du modèle d'organisation taylorien traditionnel. En fait, il n'en est rien.

Ce mouvement de fond des conditions de travail difficiles s'est accompagné dans l'industrie comme dans les services, de l'expansion d'un mal-être au travail lié aux risques psycho sociaux allant dans les grandes entreprises comme dans les administrations (police, santé) jusqu'à la suppression de soi. De

206 Ibid, p.55.

très nombreux ouvrages font une synthèse de ces phénomènes qui datent du moins dans leur reconnaissance, des années 2000. Il s'agit donc de risque comme le harcèlement moral reconnu que très récemment comme phénomène à grande échelle[207].

Mais ce n'est pas tout concernant le contexte sociétal et économique qui entoure le monde du travail et qui a assurément un impact significatif sur le bien-être au travail de la population active.

Deux éléments essentiels sont à prendre en considération : le chômage de masse et la montée de la précarisation. Les deux phénomènes ont certainement des liens étroits entre eux. En tous cas, l'un ne va pas sans l'autre dans le monde du travail tel qu'il se construit dans l'ère libérale. Toutes les autres catégories sociales sont exposées au risque du suicide. Les suicides les plus marquants sont ceux des salariés et ouvriers licenciés, les agriculteurs et commerçants acculés à la faillite de leur exploitation et leur entreprise.

Michel Debout écrit que le chômage et les licenciements sont à l'origine de graves tensions psychiques pour celui qui les subit frontalement (comment retrouver un emploi après 50 ans, comment payer l'endettement de la maison et autres crédits, comment couvrir les dépenses de scolarité des enfants).

« Ce type de situation provoque ainsi pour chaque salarié un état de tension psychique. Cela se manifeste par un état d'angoisse, d'insomnie, d'irritabilité avec survenue de complications psychosomatiques comme l'hypertension, voire l'infarctus myocardique, notamment chez les sujets présentant des prédispositions. Le recours à l'alcool ou à des médications psychotropes précipitera le salarié dans une authentique addiction qui pourra elle-même renforcer la dégradation de l'état psychique et relationnel »[208].

---

[207] Il serait trop long de traiter de ces faits dans ce texte. Voir par exemple pour plus de détails : Marie-France Hirigoyen, le harcèlement moral état des lieux, Que sais-je ? Paris, Puf, 2014 ; Gérard Vallery, Sylvain Leduc, les risques psychosociaux, Que sais-je, Paris, Puf, 2012.

[208] Michel Debout, le traumatisme du chômage, éditions de l'Atelier, Paris, 2015.

L'auteur insiste aussi beaucoup sur le phénomène du suicide chez les gens qui perdent leur emploi ou voient leur activité économique péricliter. Très récemment, le taux de suicide chez les agriculteurs exposés à une grave crise du prix des produits agricoles a augmenté fortement. Mais il y a beaucoup de suicides qui ne sont pas médiatisés comme l'ont été ceux des grandes entreprises et qui concernaient des cadres. Les suicides et les dépressions qui suivent les nombreuses vagues de licenciements dans les sites industriels concernent souvent les ouvriers, les employés, premières victimes des politiques de rationalisation après la crise de 2008. La prévalence du suicide dans plusieurs générations d'ouvriers n'est pas un phénomène singulier. De père en fils, on connait sur les mêmes bassins d'emploi le drame de la cessation subite d'activités. D'ailleurs, cela est bien dit dans l'enquête de Christian Baudelot et Michel Gollac lorsqu'on interroge les groupes sociaux au bas de l'échelle sociale du travail.

À la question de savoir s'ils souhaitent que leurs enfants suivent le même chemin professionnel qu'eux, les réponses sont claires : ils expriment le désir de l'acquisition et de la poursuite du « métier » qui leur parait beau à maintenir dans le temps à travers les générations et en même temps, ils ne le souhaitent pas parce que « c'est très dur ». Et pourtant comme le soulignent d'importantes études [209], on assiste à une reproduction générationnelle dans l'espace des métiers et des emplois qui en dit long sur la reproduction de conditions de travail usantes de père en fils sur plusieurs générations.

L'explication de cette reproduction est parfois simple quand la grande industrie est le seul grand employeur régional qui cristallise sur un territoire donné l'avenir économique de toute une population qui ne veut pas quitter son territoire de vie. Il en est de même du monde agricole où il faut que le fils reprenne la ferme afin d'assurer le maintien du patrimoine agricole.

---

[209] Michel Gollac, Pierre Laulhé, « Les composantes de l'hérédité sociale : un capital économique et culturel à transmettre », Économie et Statistiques, n°199-200, 1987 ; Michel Gollac et Pierre Laulhé, « La transmission du statut social : l'échelle et le fossé », Économie et Statistiques, n°199-200, 1987.

La démarche des auteurs s'appuie sur la théorie du capital social de Pierre Bourdieu. Sans entrer dans les détails de l'analyse sociologique, les auteurs repèrent bien dans l'espace social des professions, une véritable hérédité des métiers pour les ouvriers et les artisans.

« La proximité des métiers constitue donc un autre type de rigidité affectant la mobilité intergénérationnelle. Par exemple, un mécanicien qualifié d'entretien d'équipement industriel sur cinq est fils de mécanicien. La quasi-totalité des mineurs de fond qualifiés et des ouvriers qualifiés de l'extraction est fils de mineurs de fond ou ont un père qui travaillait dans les mines. Par ailleurs, les fils occupent fréquemment des métiers de type artisanal proche de leur père. C'est le cas chez les ouvriers du bâtiment (maçons, plombiers, peintres) : la plupart des pères avaient une activité liée au bâtiment ou plus généralement s'exécutant à l'air libre (agriculture, transport). De même, un chauffeur de poids lourd sur quatre est fils de chauffeur ou de cheminot, et un tiers ont un père qui effectuait un autre métier à l'air libre »[210].

Alors, cela mène à penser que ces mêmes conditions de travail qui dégradent la santé dans le temps se reproduisent de génération en génération avec les mêmes effets. Par le biais du travail, les groupes socio-professionnels reproduisent d'une façon significative un état de santé exposé à des risques certains. Ce résultat est important car dans la vie d'un homme, le temps consacré au travail est le temps le plus long et auquel on est assujetti au quotidien.

Si on considère encore les conditions de travail de l'ère contemporaine, il faut souligner une autre dimension grave qui traverse tout le monde du travail et qui singularise ce que Christophe Dejours a appelé « la souffrance en France : la banalisation de l'injustice sociale »[211].

Cet ouvrage de petite taille a mis en lumière ce que la période actuelle porte de souffrance dans l'univers du travail alors que

---

[210] Ibid.

[211] Christophe Dejours, Souffrance en France, banalisation de l'injustice sociale, Le Seuil, 1998.

ces dernières années auraient pu être considérées comme beaucoup plus favorables à l'épanouissement dans le travail. Il s'agit de la précarisation du travail.

L'auteur retient quatre effets importants de cette précarisation :

- « le premier effet de la précarisation, c'est l'intensification du travail et l'augmentation de la souffrance subjective (avec sans doute un taux de morbidité accru mais extériorisé de l'entreprise par le truchement du licenciement)
- Le second effet, c'est la neutralisation de la mobilisation collective contre la souffrance, contre la domination et l'aliénation.
- Le troisième effet, c'est la stratégie défensive du silence, de la cécité et de la surdité. Chacun doit d'abord se préoccuper de « tenir ». Le malheur d'autrui non seulement on n'y peut rien, mais sa perception constitue même une gêne ou une difficulté subjective supplémentaire, qui nuit aux efforts d'endurance. Aussi, convient-il pour résister, de se fermer à ce que l'on voit, à ce que l'on entend autour de soi, dans le registre de la souffrance et de l'injustice infligées à autrui.
- Le quatrième effet de la menace du licenciement et de la précarisation, c'est l'individualisme, le chacun pour soi »[212].

On a dans ce processus de précarisation, l'ensemble des déterminants qui à moyen et long terme vont grandement impacter la santé des travailleurs. En effet, comme le dit le texte, la situation sociale et économique oblige tout un chacun dans le secteur privé comme dans le secteur public (souvent en voie de privatisation comme l'hôpital que l'on veut transformer en entreprise productive de soins) à se taire et à opérer un déni de la situation. Sans force collective en jeu, la rébellion de

[212] L'auteur comme de nombreux autres analystes (sociologues et philosophes) ayant étudié la condition sociale de ces dernières années préfère parler de précarisation que de précarité. Cela va bien dans le sens d'un processus qui est en cours au sein de la dynamique du capitalisme depuis 30 ou 40 ans. Christophe Dejours, Souffrance en France, Le Seuil, 1998 .voir aussi Christophe Dejours, Observations cliniques en psychopathologie du travail, PUF, Paris, 2010 ; Guy Standing, le Précariat, les dangers d'une nouvelle classe, Les éditions de l'Opportun, 2014

chacun pris isolément est impossible car son coût psychologique est très lourd. Ou alors il se paie individuellement par la mise en cause de son intégrité[213].

Le monde du travail où chacun investit une très grande partie de sa vie contient bien tous les ingrédients et les déterminants de la santé de la population active et même plus, car souvent la souffrance au travail impacte par divers mécanismes la santé de l'entourage.

Qu'en est-il de l'impact réel du temps de travail sur la santé ?

La difficulté est sérieuse pour tenter une évaluation de ce processus de précarisation rampante sur la morbidité réelle des gens. Au-delà même d'un éventuel déni, les enquêtes se heurtent à ce phénomène de grande résistance de la part des travailleurs. Les plus forts à la tâche et à l'usure au travail[214] ne laissent pas paraitre à l'instantané (à court terme) les défaillances physiques ou morales de l'usure au travail.

En revanche, à postériori (dans un temps plus long), il est possible d'évaluer l'incidence de conditions de travail sévères et difficiles.

Certainement le groupe social qui subit le plus de préjudices à long terme est le groupe des ouvriers. Emmanuel Cambois, Caroline Laborde, Jean-Marie Robine évoquent très clairement l'existence « d'une double peine » des ouvriers, qui dans les faits se traduit par plus d'incapacités dans une vie plus courte[215]. D'un côté, les ouvriers vivent – la retraite acquise- beaucoup moins longtemps que les autres catégories. Mais dans l'espérance de vie qu'ils leur restent, l'espérance de vie sans incapacité est bien moindre que celle des autres. Ils paient dès

---

213 Christophe Dejours, Souffrance en France, la banalisation de l'injustice sociale, op. cité. p. 66.

214 Christophe Dejours, Travail, usure mentale, Paris, Bayard, 2015.

215 Emmanuel Cambois, Caroline Laborde, Jean-Marie Robine, « La double peine des ouvriers : plus d'années d'incapacité au sein d'une vie plus courte », Population et Sociétés, n°441, janvier 2008.

lors un lourd tribut aux conditions de travail plus dures en termes de douleurs et de divers handicaps.

Les conclusions de l'étude sont d'un grand intérêt : « Les incapacités de type 1, fréquentes aux grands âges s'installent plus durablement pour les professions manuelles. Après 60 ans, les ouvriers et ouvrières vivent en moyenne plus d'années avec que sans limites fonctionnelles. Les incapacités les plus sévères de type III occupent 16% de l'espérance de vie des ouvriers à 60 ans et 9% des hommes cadres (22% et 16% pour les femmes). Au total, l'espérance de vie plus courte des ouvriers ne les soulage pas pour autant d'années d'incapacités. Ils connaissent au contraire une période de vie avec ces difficultés plus longues »[216].

La conclusion des auteurs est alors sans nuance et permet de mesurer en quoi le travail produit de l'inégale santé : « les ouvriers et les ouvrières ne sont pas seulement désavantagés face à la mort : au sein d'une vie plus courte, ils passent aussi plus de temps que la moyenne en situation d'incapacité. Les professions manuelles en général sont particulièrement touchées par les limitations fonctionnelles physiques ou sensorielles, qui concernent plus de 60% des années à vivre après 60 ans. Les différences d'exposition aux risques de maladies ou d'accident tout au long de la vie, liées aux conditions de vie et aux conditions de travail, de même que les différences dans les modes de recours au système de soins, contribuent sûrement à ce double désavantage, dans des proportions qu'il reste à préciser »[217].

En matière d'inégalités sociales de santé, il est essentiel de considérer le parcours de vie sociale, le parcours de vie professionnelle et le parcours de soins. Tout se joue dans l'articulation de ces trois trajectoires pour expliquer la reproduction sociale de la santé de génération en génération, car les métiers restent souvent les mêmes (ou dans des domaines d'activité proches), les modes de vie et l'accès au soin comme

[216] Ibid, p .3.
[217] Ibid., p.4.

les habitudes de soins sont basés sur les mêmes cultures où les apprentissages se font à l'identique de génération en génération.

À côté de cette étude sur la condition ouvrière, on possède également des études sur des cohortes d'actifs après 50 ans. De telles études sont intéressantes à cause de leur rareté. À la retraite, ce sont encore les ouvriers qui subissent les plus grandes difficultés à vivre (autonomie, dépendance, restriction plus ou moins sévère d'activité dans la sphère domestique) par rapport à d'autres catégories telles que les cadres. Les difficultés fonctionnelles[218] sont très inégalement réparties dans la population des retraités de plus de 55 ans. Ce qui porte grandement atteinte à la qualité de leur vie à la retraite.

Une première étude s'interroge sur les conditions de travail difficiles tout le long de la vie professionnelle[219]. Ces conditions de travail pénibles sont les mêmes dans de nombreuses études ergonomiques sur le travail : travail de nuit, travail répétitif, travail physiquement exigeant, exposition à des produits nocifs. La question importante pour beaucoup de salariés est de savoir ce qui se passe quand on arrête d'être exposé à ces tâches difficiles ? Qu'est-ce qui se passe au grand âge pour ces salariés ?

Le premier résultat concerne les conséquences souvent négatives à long terme de ces formes d'horaires de travail et d'intensité du travail sur l'organisme humain et sur la vie familiale et sociale. Parmi les plus touchés, il y a évidemment les ouvriers : « Les ouvriers sont, de loin, les plus durablement exposés aux divers facteurs de risques au travail : ils déclarent deux fois plus souvent que les autres professions avoir été exposés à chacune de ces conditions de travail pendant au moins quinze ans. Ainsi, 16% des ouvriers de 50 à 59 ans déclarent avoir travaillé de nuit pendant au moins quinze ans

[218] Emmanuelle Cambois, Jean-Marie Robine, « Problèmes fonctionnels et incapacités chez les plus de 55 ans : des différences marquées selon les professions et le milieu social », Etudes et Résultats, La Drees, n°295, mars 2004.

[219] Marlène Bahu, Catherine Mermilliod, Serge Volkoff, « Conditions de travail pénibles au cours de la vie professionnelle et état de santé après 50 ans », Revue Française des Affaires sociales, 2012/4.

(versus 5% de l'ensemble des professions hors ouvrier) ; 22% ont vécu un travail répétitif (versus 5%), 40% ont connu au moins quinze ans de travail physiquement exigeant (versus 13%) et 21% ont été exposés pendant toute cette durée à des produits nocifs (versus 7%). La catégorie des employés, fortement féminisée, déclare une exposition marquée au travail répétitif (11%), deux fois plus fréquente que celle des professions intermédiaires et trois fois plus que celle des cadres, mais deux fois moins que celle des ouvriers »[220].

Les conditions de travail les plus exigeantes se trouvent dans l'industrie, l'agriculture et le bâtiment. En revanche le secteur tertiaire est relativement moins soumis à ces conditions difficiles. Dans l'analyse des auteurs, on apprend que les conditions de travail difficiles (singulièrement le travail de nuit et le travail posté) entrainent plusieurs états morbides : troubles du sommeil, troubles nutritionnels et gastro-intestinaux, symptômes neuropsychiques, fragilisation de l'appareil cardio-vasculaire, troubles de l'appareil locomoteur, troubles musculo-squelettiques (lombalgies, douleurs).

La mortalité prématurée est aussi à l'ordre du jour dès qu'on a subi longuement les conditions de travail pénibles : ce poids de la mortalité précoce est surtout accentué chez les hommes ouvriers, les employés non qualifiés. À la retraite, ces groupes sociaux défavorisés enregistrent également d'importantes limites dans le déroulement des activités quotidiennes.

Les auteurs concluent : « après 60 ans surtout, les dégradations de la santé s'accroissent et reflètent bien pour partie les effets différés du travail, mais en même temps ces dégradations influencent les différences de mortalité et d'entrée en institution liée à une perte d'autonomie »[221].

Une deuxième étude est intéressante car elle insiste sur un phénomène trop peu évoqué dans la littérature sur la santé au

---

[220] Ibid., p. 115.

[221] Marlène Bahu, Catherine Mermilliod, Serge Volkof, Conditions de travail pénibles au cours de la vie professionnelle et état de santé après 50 ans », Revue Française des Affaires sociales 2012/4, p.130.

travail : l'exclusion des travailleurs âgés[222]. L'auteur rappelle que la période contemporaine se caractérise surtout par de vraies mutations de l'organisation du travail dont on a du mal à mesurer l'impact sur les salariés. Le diagnostic est sans bavure et on insiste encore sur ce diagnostic car il fait l'objet d'un véritable déni de la part des organisations patronales alors même qu'il est responsable de beaucoup de dégâts sur la vie des salariés :

« Les changements organisationnels des décennies 1980 et 1990 ont provoqué une détérioration des conditions de travail en France. Loin d'avoir disparu, les pénibilités physiques et les risques professionnels se maintiennent ; de leur côté, les rythmes de travail se font plus intenses, la flexibilité du travail et les contraintes liées à la demande se développent fortement. Cette dégradation est ressentie quel que soit l'âge des salariés ; en particulier, l'exposition des plus de 50 ans aux différentes contraintes professionnelles s'est accrue par rapport à celle des générations précédentes »[223].

Ce fait est d'une grande importance car la machine économique ne peut admettre la non-adaptation au rythme du travail plus intense, les travailleurs âgés sont progressivement évincés du marché du travail avec tous les impacts qu'on a déjà soulevés précédemment.

L'auteur écrit sur ce thème : « Néanmoins, au-delà de la protection de salariés vieillissants face aux pénibilités et aux risques qui s'exercent par le biais de réaffectation au sein des entreprises, il existe aussi une sélection qui s'opère au travers d'exclusions du marché du travail des individus traditionnellement les plus protégés et qui prend la forme de licenciements, de mise en préretraite ou d'évictions pour cause de mauvaise santé »[224].

Il n'est donc pas surprenant que d'autres études plus spécifiques (par exemple, sur la seule santé mentale) mettent en exergue

---

[222] Ariane Pailhé, « Les conditions de travail : quelle protection pour les salariés âgés en France », Population, vol. 60, 2005/1.
[223] Ibid., p. 121.
[224] Ibid., p. 122.

une forte concentration des troubles mentaux et de comportements addictifs dans les couches salariées les plus défavorisées.

Marie Murcia, Jean François Chastang, Christine Cohidon, Isabelle Niedhammer constatent à cet égard : « En conclusion, des inégalités sociales de santé mentale, en population salariée ont été observées pour les symptômes dépressifs, la prise de psychotropes et le tabac, les salariés appartenant aux catégories sociales les plus défavorisées (surtout les moins diplômées) étant les plus à risques »[225].

On ne serait pas complet si on omettait de dire que dans la même étude sur la santé mentale au travail, les symptômes anxieux, somatiques et le dysfonctionnement social affectaient surtout les salariés des catégories sociales les plus élevées qui sont sous la pression d'une machine économique vouée à la seule rentabilité économique. Il n'est dès lors pas surprenant de voir la nette prévalence du suicide chez les cadres[226].

Dernier avatar de la santé au travail qui va impacter les individus de générations en générations, est la représentation que donnent les pères de leur métier ou de leur profession, avec le désir ou pas de voir leur descendante emprunter leur même chemin de vie professionnelle. L'enquête de Christian Baudelot et Michel Gollac déjà citée est en tous points remarquable. En termes de représentation des pères à l'égard de leur fils s'ils devaient opter pour le même métier qu'eux, on a une opposition claire entre travail intéressant pour les uns versus travail dur pour les autres. Les ouvriers ne sont pas fermés à une reproduction sociale du métier qu'ils trouvent par bien des aspects « beau », « riche en expériences », techniquement attrayant » mais également dur à cause des conditions de travail vraiment pénibles qui usent avant l'âge. Et pourtant à la fin, si le fils reprend la chandelle, il vaut mieux un emploi sûr que rien. L'espace social ouvrier reste assez fermé en termes de

[225] Marie Murcia, Jean-François Chastang, Christine Cohidon Isabelle Niedhammer « Différences sociales dans les troubles de la santé mentale en population salariée : résultats issus de l'enquête Samothrace », Santé Publique, vol23, 2011/HS.

[226] Christophe Dejours, Le Travail en panne, Paris, Bayard, 2012.

mobilité sociale ascendante. La catégorie des employés est assez proche sur ce registre. Seules les classes moyennes (les enseignants, les instituteurs) envisagent quelque chose d'autre en termes d'avenir professionnel pour les enfants.

L'enquête présente à cet égard une vision duale sur le thème de savoir si on désire ou pas que les enfants prennent la relève : « le oui majoritaire des cadres repose avant tout sur l'affirmation que le travail est intéressant. Les différentes variantes de cette affirmation se réfèrent à une certaine représentation du bonheur dans le travail : liberté, contacts humains. Le non majoritaire des ouvriers se justifie par des critères plus objectifs : dureté des conditions du travail et dévalorisation sociale de la condition ouvrière.

La figure de l'usine comme repoussoir résume ces critiques. Une partie des oui ouvriers traduit une démoralisation analogue, puisqu'ils ne sont alors motivés que par l'idée que l'emploi qu'ils occupent c'est toujours mieux que rien. Une fraction très minoritaire des ouvriers exprime le souci de transmettre à ses enfants un métier, décrit comme un bon métier, un métier d'avenir ou encore un métier relativement bien payé, parfois revendiqué positivement comme un métier manuel[227].

L'état des lieux qu'on a essayé de brosser de l'impact des conditions de travail sur la santé des gens reste évidemment très insatisfaisant faute d'autres études de morbidité aux âges avancés après de nombreuses années exposés à des tâches dures. Cette insatisfaction se double de surcroît de l'impossibilité de bien mesurer l'impact des nouvelles formes d'organisation du travail et du new management d'origine anglo-saxonne qui s'est imposé au monde de l'entreprise ces dernières années avec la montée en puissance des nouvelles difficultés comme les risques psychosociaux reconnus tardivement après la vague de suicides dans le monde du travail.

Mais il faut garder à l'esprit que chacun consacre une grande part de sa vie au travail qui reste un fort facteur de socialisation et d'intégration sociale. Ne pas être dans le monde du travail,

[227] Christian Baudelot, Michel Gollac, Travailler pour être heureux ? Le bonheur et le travail en France, éditions Fayard, Paris, 2003, p. 161.

c'est être exclu de la vie sociale tout court. Et en même temps, les métamorphoses du monde du travail contemporain pour reprendre le regard de Robert Castel, amènent à penser que la santé des travailleurs a été finalement impactée plus lourdement ou du moins plus subtilement que durant la période des Trente glorieuses[228].

[228] Robert Castel, Les métamorphoses de la question sociale, Folio essais, 1999.

CONCLUSION

Il est difficile de prétendre conclure aisément cet essai qui soulève souvent plus de questions qu'il n'apporte de certitudes définitives. Deux questions méritent néanmoins d'être encore posées :

- Dans quelle mesure, les individus sont-ils responsables de leurs problèmes de santé ?
- Et en termes de finitude, quelle inégalité persiste-t-il face à la mort sachant qu'à priori la mort « égalise par définition les conditions sociales puisque nul n'en réchappe ? »

Sur la première question, le parti pris de l'analyse est que dans une vie normale (sous-entendu qui couvre l'espérance de vie sans grand accident) la part des différences de santé expliquées par des comportements relevant de la responsabilité individuelle est marginale. Intervient donc d'une façon importante un déterminisme social qui explique beaucoup de la santé des gens. C'est bien ce qu'affirment Florence Jusot, Sandy Tubeuf, Alain Trannoy quand ils disent : « les résultats montrent que le milieu d'origine contribue massivement aux inégalités de santé, quel que soit le critère éthique retenu pour départager la corrélation entre effort et circonstances : les circonstances expliquent jusqu'à 46% des inégalités de santé et seulement 8% de ces inégalités sont dues aux comportements à risques. Les inégalités de santé sont donc attribuables, pour l'essentiel, à des circonstances indépendantes de la volonté individuelle. Être issu d'un milieu défavorisé, avoir des parents peu éduqués, en mauvaise santé ou adoptant des comportements à risques, sont autant de facteurs qui contribuent à expliquer une mauvaise santé à l'âge adulte »[229].

Mais ce déterminisme qu'on a trouvé tout au long des étapes classiques d'une vie (l'enfance, l'adolescence et les

[229] Florence Jusot, Sandy Tubeuf , Alain Trannoy, « Effort or Circumstances : Does the correlation Matter for Inequality of Opportunity in Health », Cahier de la Chaire santé n°8.

comportements à risques, l'âge adulte et le monde du travail) ne doit pas être vu comme un enfermement absolu dans son destin social. Les chercheurs et décideurs en Santé Publique rejettent cette mécanique d'un destin social figé en santé car cela anéantirait toute possibilité d'influer par des politiques publiques sur la destinée sociale en santé et sur l'égalité des chances en santé. Dans un autre ouvrage[230], on a largement défendu l'idée d'une efficacité de l'action publique grâce à l'éducation et la promotion de la santé. Et cela est d'autant plus marquant que la France n'a pas eu au XXème siècle, une politique de Santé Publique vraiment préventive et dotée de moyens importants. Il semble aujourd'hui exister une nette inflexion sur ce thème de l'amélioration de l'égalité des chances en santé. En effet, les tenants de la Santé Publique considèrent que si tout est joué dans le milieu familial et social, si tout est « bouclé » d'avance alors la politique qui œuvre pour l'amélioration de la condition sanitaire des citoyens n'a plus d'intérêt et de sens.

Ce constat est d'autant plus redoutable que se réalise une véritable reproduction sociale des inégalités sociales de santé.

C'est la raison pour laquelle après de longues réflexions lors de séminaires de recherche sur ce déterminisme en santé, on doit admettre l'existence d'une marge de liberté des acteurs qui traduit un certain volontarisme de bon aloi. Il y a certes les mécanismes contextuels de la reproduction sociale de santé mais le sujet peut en réchapper de sa propre volonté. Cela fait penser par analogie à l'analyse sociologique d'un Pierre Bourdieu qui semble par bien des aspects « déterministe » dans la mesure où les actions sont prédéterminées par l'habitus de classe qui joue le rôle d'un inconscient social. Cet essai est très coloré par cette pensée sociologique. Et pourtant en permanence dans les très nombreux écrits de Pierre Bourdieu portant sur bien des dimensions de la vie sociale, le lecteur a le sentiment que les acteurs ont une part de liberté par rapport à leur destinée sociale et que tout n'est pas joué d'avance. On a peut-être

[230] Nicolas Tanti-Hardouin, La liberté au risque de la Santé Publique, Les Belles Lettres, Paris, 2013.

donné le sentiment dans cet essai que tout était verrouillé dans la reproduction sociale de la santé. C'est la marque de la philosophie sociale qui anime le socle de l'ouvrage. Mais c'est sans compter sur l'importance de la Santé Publique en tant que politique d'éducation de la santé (de la transmission de valeurs à l'éducation thérapeutique du patient) dont la finalité ultime est de servir d'amortisseur à ce qui serait une pure fatalité.

Sur la deuxième question, celle de la mort et de la fin de vie, on a déjà quelques certitudes lourdes de sens. On enregistre ces dernières années des inégalités face à la mort puisque les plus vulnérables, les plus fragiles vivent moins longtemps et en moins bonne santé. Déjà cela est profondément injuste d'autant plus que pour Robert Holcman : « la mort est affreusement banale, cruelle, mais égalisatrice : toutes ces passions, ces années, ces envies, la multitude d'événements qui forment une vie, qui attestent de son importance aux yeux de celui qui la vit, toute cette richesse renvoyée inéluctablement au néant. Riche ou pauvre, fort ou faible, démuni ou puissant, tout le monde est indifféremment balayé par le trépas »[231]. S'opère ainsi une égalisation de la condition humaine face à la mort.

Mais l'auteur n'en reste pas là et il apporte dans son travail sur la fin de vie et le « droit à mourir » l'existence d'une dernière et nouvelle injustice à laquelle on n'avait pas pensé mais qui parait plausible.

« Ils (les plus pauvres) déjà victimes d'inégalités sociales en termes de santé, d'espérance de vie et de durée de vie sans incapacités, seraient exposés à l'ultime injustice d'une fin prématurée imposée par la dégradation de leur état de santé »[232]. Comment cela se peut-il ?

Pour l'auteur, les plus pauvres vont être davantage exposés à l'euthanasie. Son analyse est subtile : la demande d'euthanasie active est portée essentiellement par les élites sociales. Le reste des groupes sociaux ne fait que suivre la tendance générale émise par les leaders d'opinion qui militent ardemment pour

[231] Robert Holcman, Inégaux devant la mort, Droit à mourir : l'ultime injustice sociale, Paris, Dunod, 2015.
[232] Ibid.

que chacun ait le « choix de sa mort ». Et une bonne mort est par principe une mort choisie. L'euthanasie se présente ainsi comme un acquis fondamental dans l'existence humaine. Elle traduit la loi d'achèvement de l'autonomie que veulent acquérir aujourd'hui les patients. Pouvoir décider de sa mort est présenté dans l'opinion publique comme un fait d'amélioration de la condition humaine et un fait d'une haute civilisation.

Pour le commun des mortels aujourd'hui cette liberté de choisir sa mort pour ne pas souffrir au-delà de l'admissible est largement partagée par une majorité des Français même si cet acte de suprême liberté renvoie à des réalités beaucoup plus complexes.

Cette situation est pour Robert Holcman, source d'une nouvelle inégalité puissante devant la mort et la fin de vie. Les groupes sociaux défavorisés ne sont pas en vérité parties prenantes de cette tendance sociale tout en subissant une influence déterminante. Par ce mécanisme de mimétisme social, ils se trouvent réellement privés de leur décision de la fin de vie.

Ce long passage de l'auteur situe bien l'étendue de cet enjeu sociétal : « Non seulement la légalisation de l'euthanasie ne conduirait pas à placer faibles et forts, riches et pauvres , sur un pied d'égalité devant la mort, mais l'inégalité devant la fin de l'existence – statistiquement démontrée-permettrait aux plus privilégiés socialement d'échapper à une fin de vie prématurée cependant que les plus vulnérables ne disposeraient pas du réseau, de l'information, de l'entregent nécessaires pour échapper à « l'évidence » d'un départ prématuré imposé par l'appréciation de la dégradation de leur état de santé.

À l'opposé du caractère prétendument égalitaire de l'euthanasie, l'exaltation de la mort à l'œuvre dans nos sociétés risquerait de mettre sous pression la majorité silencieuse de ceux qui ne peuvent s'opposer à un discours dominant, tandis que les privilégiés, justement, disposeraient seuls des moyens culturels et sociaux de s'en affranchir. Les moins armés socialement, les plus démunis, se verraient davantage exposés que les plus favorisés à l'incitation à une mort prématurée-

incitation qui s'exercerait par le biais ambigu d'une promotion de la mort »[233].

Jusqu'où va se cacher la destinée sociale ?

[233] Ibid, p.155-156.

BIBLIOGRAPHIE

Ancelin Schützenberger Anne, Aïe, Aïe, mes aïeux-lien transgénérationnel, secrets de famille, syndrome d'anniversaire, transmission des traumatismes et pratiques du géno-sociogramme, Ed. Desclée de Brouwer, Paris, 2009.

Baudelot Christian, Gollac Michel, Travailler pour être heureux ? Le bonheur et le travail en France, éditions Fayard, Paris, 2003.

Benyamina Amine, Samitier Marie-Pierre, Comment l'alcool détruit la jeunesse, Albin Michel, Paris, 2O17

Blanc Nathalie, Publicité et santé des liaisons dangereuses ? Editions in Press, Paris, 2013

Boltanski Luc et Chiapiero Eve, Le nouvel Esprit du capitalisme, Gallimard, Paris, 1999

Boltanski Luc, Les usages sociaux du corps, Actes de la Recherche en sciences sociales, 1971 Bourdieu Pierre, La distinction, ed. de minuit, Paris, 1979

Boltanski Luc, Les usages sociaux du corps, Les Annales, Economies, Sociétés, Civilisation, n°1, 1971

Bromet-Camou Michèle, Guérir de sa famille, Tallandier, Paris, 2018

Castel Robert, Les métamorphoses de la question sociale, Folio essais, Paris, 1999

Cederström Carl, Spicer André, Le syndrome du bien-être, Editions L'Echappée, Paris, 2016.

Corbin Alain, Courtine Jean-Jacques, Vigarello Georges, Histoire du corps, 3 tomes, Éditions du Seuil, 2006

Cyrulnik Boris, Jorland Gérard, Résiliences, connaissances de base, Odile Jacob, Paris, 2012.

Damon Julien, Questions sociales : analyses anglo-saxonnes socialement incorrects ? Presses Universitaires de France, Paris, 2009

De Caulejac Vincent, Le roman familial, Payot, Paris, 2012

De Gaulejac Vincent, L'histoire en héritage, roman familial et trajectoire sociale, Petite bibliothèque Payot, Paris, 2012

Deaton Angus, La grande évasion, Santé, richesse et origine des inégalités, Puf, Paris, 2016

Debout Michel, Le traumatisme du chômage, Éditions de l'Atelier, Paris, 2015

Dejours Christophe, Bègue Florence, Suicide et travail : Que faire ? Puf Paris, 2009.

Dejours Christophe, Le Travail en panne, Paris, Bayard, 2012.

Dejours Christophe, Observations cliniques en psychopathologie du travail, Puf, Paris, 2010

Dejours Christophe, Travail, usure mentale, Bayard, Paris, 2015

Durkheim Emile, Le suicide, étude de sociologie, Presses Universitaires de France, Paris, 2013 Freud Sigmund, Le malaise dans la civilisation, Editions Points, Paris, 2010

Etilé Fabrice, Obésité, Santé publique et populisme alimentaire, Cepremap, Editions rue d'Ulm, Paris, 2013

Evans Robert G., Barer Morris L., Marmor Theodore R., Être ou ne pas être en bonne santé, Biologie et déterminants sociaux de la maladie, Les Presses de l'Université de Montréal, New York, 1994

Evans Robert G., Stoddart G.L., "Produire de la santé, consommer des soins", dans : Être ou ne pas être en bonne santé, Éditions Montréal, 2000

Forward Susan, Parents toxiques, Poche Marabout, Paris, 1989

Gauchet Marcel, Le nouveau monde, Gallimard, Paris, 2017

Guienne Véronique, Nos choix de santé, Éditions l'Atalante, Nantes, 2012

Heckman James J., Giving kids a fair chance, Cambridge (Mass.) The Mitt Press, Boston review Books, 2013

Hirigoyen Marie-France, Le harcèlement moral état des lieux, Que sais-je ? Puf, Paris, 2014 Vallery Gérard, Leduc

Sylvain, Les risques psychosociaux, Que sais-je ? Puf, Paris, 2012

Holcman Robert, Inégaux devant la mort, Droit à mourir : l'ultime injustice sociale, Dunod, Paris, 2015

Jusot Florence, Tubeuf Sandy, Trannoy Alain, Effort or Circumstances : Does the Correlation Matter for Inequality of Opportunity in Health?, Cahiers de la Chaire Santé, n°8, Octobre 2010.

Lapierre Simon, Lessard Geneviève, Hamelin Brabant Louise, Les violences dans la vie des enfants et des adolescents, enjeux théoriques, méthodologiques et sociaux, Presses de l'Université du Québec, 2016

Le Breton David, En souffrance, Adolescence et entrée dans la vie, Métailié, Traversées, Paris, 2007

Le Breton David, Tenir, Douleur chronique et réinvention de soi, Métailié, Traversées, Paris, 2017

Légeron Patrick, Le stress au travail, un enjeu de santé, Odile Jacob, Paris, 2015

Levert Isabelle, Les violences sournoises dans la famille, R. Laffont, Paris, 2016

Levert Isabelle, Les violences sournoises dans le couple, R. Laffont, Paris, 2011

Marx Daria et Perez Bello Eva, Gros n'est pas un gros mot, Chronique d'une discrimination ordinaire, Librio, Paris, 2018

Pharo Patrick, Le capitalisme addictif, PUF, Paris, 2018

Pigeard de Gurbert Guillaume, Fumer tue, Peut-on risquer sa vie ? Flammarion Antidote, Paris, 2011

Poulain Jean Pierre, Sociologie de l'obésité, Sciences Sociales et Sociétés, PUF, Paris, 2009 Poulain Jean-Pierre, Dictionnaire des cultures alimentaires, PUF, Paris, 2012

Régnier-Loillier Arnaud (sous la direction), Portraits de Familles, L'enquête des relations familiales et intergénérationnelles, Collection Grandes enquêtes de l'INED, Ined, Paris, 2009

Ruffo Marcel, Dictionnaire amoureux de l'enfance et de l'adolescence, R. Laffont, Paris, 2018

Sfex Lucien, La santé parfaite, Critique d'une nouvelle utopie, Seuil, Paris, 1995

Tanti-Hardouin Nicolas, La liberté au risque de la Santé Publique, Les Belles Lettres, Paris, 2013

Tanti-Hardouin Nicolas, Les nouvelles figures du patient, L'Harmattan, Paris, 2016

Terrail Jean Pierre, De l'inégalité scolaire, La dispute, Paris, 2002

Théry Laurence, Le travail intenable, Résister collectivement à l'intensification du travail, La Découverte/Poche, Paris, 2010

Trannoy Alain, Tubeuf Sandy, Jusot Florence, Devaux Marion, Inequality of opportunities in health in France : A first Pass, Cahiers de la Chaire Santé, n°1, Novembre 2009

Vigarello Georges et alii, Corps en Formes, CNRS éditions, Paris, 2013

Vigarello Georges, Les métamorphoses du gras, histoire de l'obésité, Points Histoire, Éditions du Seuil, Paris, 2010

Wilkinson Richard, L'égalité c'est la santé, Editions Demopolis, Paris, 2010

Wilkinson Richard, L'inégalité nuit gravement à la santé, Editions Cassini, Paris, 2002

Wilkinson Richard, Pickett Kate, Pourquoi l'égalité est meilleure pour tous, éditions Les Petits matins, Paris, 2013

Table des matières

SANTÉ
AUX ÉDITIONS L'HARMATTAN

Dernières parutions

L'INTERRUPTION VOLONTAIRE DE GROSSESSE
La société gabonaise au miroir de la loi Veil
Jean-Emery Etoughe-Efe
Sous la direction de Gladys Esseng Aba'a et Jean-Emery Etoughé-Efé
La liberté devrait être au coeur de la démocratie et de l'État de droit. En même temps, elle ne peut être maintenue et garantie que par la vigilance et l'action des individus, notamment les femmes. Elles ne sauraient en être simples bénéficiaires, elles doivent non seulement l'exercer mais encore surveiller attentivement ses conditions d'exercice. L'Interruption Volontaire de Grossesse (IVG) mise en lumière dans cet ouvrage est révélatrice de cette caractérisation. L'approche genre qui s'intéresse aux rapports sociaux de sexes et aux pratiques sociales vient confirmer la prise en tenaille de l'IVG entre droit de la femme, éthique de la vie et prestation. Les contributions réunies ici rendent compte de cette réalité.
(232 p., 20 euros)
ISBN : 978-2-343-18229-2, EAN EBOOK : 9782140128738

L'HYGIÈNE EN MILIEU DE SOINS AU MALI
Entre représentations, normes et pratiques
Mamadou Diarafa Diallo
Les solutions techniques proposées par les programmes et projets de développement en vue d'améliorer les pratiques d'hygiène individuelle ou collective ne semblent pas toujours produire les comportements souhaités. La mise en oeuvre desdites solutions techniques proposées par les hygiénistes et d'autres acteurs se heurte à des obstacles économiques mais aussi et surtout à des barrières sociales. L'objectif de cette étude est de proposer des tentatives d'explication de cette dissonance cognitive, l'écart entre la norme formelle et la pratique quotidienne, à travers une approche socio-anthropologique.
(Coll. Études africaines, 182 p., 19 euros)
ISBN : 978-2-343-17977-3, EAN EBOOK : 9782140125522

LA MALADIE D'ALZHEIMER
Comprendre et communiquer avec le malade d'Alzheimer
Tiphaine Grain
Avec l'augmentation de l'espérence de vie et l'amélioration de la qualité des soins, de nouvelles pathologies ont fait leur apparition de manière fréquente dans la population. C'est le cas pour les pathologies neurodégénéatives comme la démence de type Alzheimer. L'absence de traitement curatif et sa forte fréquence en font un problème de santé publique majeur dont l'abord médicamenteux seul ne suffit pas. La présence

des troubles du comportement inhérents à la pathologie est majorée par les difficultés du malade à exprimer ses émotions. Comment le malade peut-il comprendre et s'adapter à son environnement ? Quels sont les outils de communication dont il dispose pour s'exprimer notamment sur le plan émotionnel ? Comment l'entourage peut-il s'adapter pour faciliter la communication et réduire les troubles du comportement ? Cet ouvrage s'adresse tant aux familles qu'au personnel médical et paramédical. Il retrace le parcours du malade d'Alzheimer et de son entourage des premières interrogations au diagnostic puis à la prise en charge. Il propose un regard sur la compréhension du comportement des personnes touchées par cette pathologie et tente de fournir des clefs sur les comportements à avoir en face au malade.

(124 p., 14 euros)

ISBN : 978-2-343-17283-5, EAN EBOOK : 9782140117770

MON COMBAT CONTRE LA DRÉPANOCYTOSE
La grande oubliée

Saboura Dounia Kagne

Cet ouvrage décrypte les problèmes de santé que vivent beaucoup de familles de par le monde, du champ sociétal africain, mais surtout l'histoire d'une famille que l'auteur a choisie de retranscrire pour sensibiliser l'opinion publique. Au regard des problématiques liées à la drépanocytose, l'auteur s'interroge sur l'oubli de cette maladie génétique, héréditaire et très grave qui toucherait près de 120 millions de personnes dans le monde. Elle fait oeuvre de mémoire pour rappeler ce que la drépanocytose peut causer dans le quotidien des familles et donner une lueur d'espoir à ceux qui souffrent en silence.

(Coll. Harmattan Côte-d'Ivoire, 92 p., 12 euros)

ISBN : 978-2-343-16879-1, EAN EBOOK : 9782140117039

LA GOUVERNANCE DE LA SANTÉ AU SÉNÉGAL (TOME 2)

Aminata Niang Diene

Ce livre donne un éclairage sur les enjeux institutionnels et territoriaux des politiques de santé au Sénégal. Ce tome 2 propose une analyse des logiques et des pratiques dans l'allocation des ressources sanitaires. Il met aussi en exergue la question des liens entre aménagement sanitaire et développement territorial.

(Coll. Populations, 260 p., 29 euros)

ISBN : 978-2-343-16908-8, EAN EBOOK : 9782140115226

LA GOUVERNANCE DE LA SANTÉ AU SÉNÉGAL TOME 1

Aminata Niang Diene
Préface du Pr Cheikh Ba

Cet ouvrage est une importante contribution à l'analyse des mutations dans la gouvernance de la santé. Ce tome 1 est une mise en perspective historique et géopolitique de la santé au Sénégal. A la suite des considérations théoriques et méthodologiques, l'analyse est axée sur les dynamiques spatio-temporelles, en particulier sur l'offre, la morbidité et l'accès aux soins.

(Coll. Populations, 260 p., 29 euros)

ISBN : 978-2-343-16542-4, EAN EBOOK : 9782140115219

PALPITANT

Un parcours patient en cardiologie

Sophie Le Garrec

Hors série

En mai 2017, Sophie Le Garrec subit une opération du coeur avec quelques complications post-opératoires qui prolongeront son hospitalisation de plusieurs semaines. La chirurgie cardiaque est devenue banale et routinière, mais le coeur reste encore associé à un organe majeur et son dysfonctionnement à une gravité patente tant pour le malade que pour son entourage. C'est la narration de son parcours intra et extra-hospitalier durant une année que l'auteure a consignée à partir de nombreuses notes prises au vol des événements, tant médicaux que personnels

(Coll. Conception et dynamique des organisations, 198 p., 20,5 euros)

ISBN : 978-2-343-16775-6, EAN EBOOK : 9782140114564

LES ARTS DE GUÉRIR EN AFRIQUE, DE LA TRADITION À LA MÉDECINE CONVENTIONNELLE

Comprendre...

Jacques Barrier

La guérison en Afrique est plus qu'ailleurs reliée au monde de l'invisible. Cet ouvrage explore toutes les étapes du parcours d'un malade africain, les modes d'intervention du devin, du guérisseur, les outils thérapeutiques notamment les plantes médicinales et les charmes, alors que la médecine conventionnelle est réservée à une élite urbaine. Ces pratiques restent d'actualité, avec des conséquences sociales importantes.

(254 p., 26,5 euros)

ISBN : 978-2-343-16317-8, EAN EBOOK : 9782140113949

PALUDISME ET GRATUITÉ DES SOINS AU MALI

Issa Diallo

Préface de Yaouaga Félix Koné

Au Mali, les enfants constituent l'une des couches les plus vulnérables face au paludisme en dépit de l'existence de la politique de gratuité. Ce livre se propose d'analyser les raisons de la persistance et de l'ampleur du paludisme dans un contexte de gratuité. Pour ce faire, l'auteur interroge le fonctionnement de la gratuité en faisant une articulation entre les difficultés liées à sa mise en oeuvre, les pratiques et les perceptions des acteurs.

(Coll. Études africaines, 268 p., 28 euros)

ISBN : 978-2-343-16860-9, EAN EBOOK : 9782140113093

SE MOBILISER CONTRE LE SIDA EN AFRIQUE

Sous la santé globale, les luttes associatives

Sous la direction de Christophe Broqua - Préface de Jean-Pierre Dozon - Postface de Vinh-Kim Nguyen

Dans les pays du Nord, les mobilisations associatives ont marqué très tôt l'histoire du sida. Qu'en est-il en Afrique, le continent le plus touché par l'épidémie ? Bien que des associations spécialisées y existent depuis de nombreuses années, peu d'attention leur a été accordée. Cet ouvrage, le premier d'une telle ampleur sur les dynamiques associatives liées au sida en Afrique, témoigne de l'évolution des formes collectives d'organisation et de résistance face à l'épidémie sur ce continent.

(Coll. Anthropologies & Médecines, 378 p., 38 euros)

ISBN : 978-2-343-16352-9, EAN EBOOK : 9782140111259

LA MALNUTRITION DES ENFANTS DANS LES PAYS DU SAHEL ET DE LA CORNE DE L'AFRIQUE

Défis sociodémographiques et politiques (Burkina Faso, Niger, Sénégal, Ethiopie, Ghana)

Robert Ndamobissi

59 millions d'enfants en Afrique sont durement touchés par la malnutrition particulièrement ceux des pays du Sahel et la Corne de l'Afrique. Parmi les pays les plus touchés, les quatre pays analysés (le Burkina Faso, le Niger, le Sénégal et l'Ethiopie) sont fragilisés à des degrés variés, par un environnement climatique et géoécologique austère, une instabilité du régime politique, un faible développement économique et social ainsi qu'une gouvernance nutritionnelle déficiente causée par le déficit d'engagements politiques, législatifs et financiers réels et les faiblesses des capacités institutionnelles.

(Coll. Études africaines, 268 p., 28 euros)

ISBN : 978-2-343-16234-8, EAN EBOOK : 9782140107580

VIEILLIR AVEC LE VIH

Maks Banens (dir.)

Avec le développement de thérapies antirétrovirales plus efficaces et aux effets secondaires atténués, les conditions de vie de personnes atteintes par le VIH se sont radicalement améliorées. Les sept auteurs qui ont enquêté dans la région lyonnaise sur les conditions de vie de personnes atteintes en lien avec les effets de l'âge, se sont concentrés sur les aspects sociaux et psychiques de la question.

Editions L'Harmattan (Coll. Éditions Pepper, 214 p., 21,5 euros)

ISBN : 978-2-343-16075-7, EAN EBOOK : 9782140106491

LE CORPS POLYCHROME COULEURS ET SANTÉ

Antiquité, Moyen Âge, Époque moderne

Evelyne Samama

Sous la direction de Franck Collard et Évelyne Samama

Après avoir aimanté l'attention des médecins qui surinvestirent parfois sur elle dans les temps anciens, la "chromie" corporelle aux infinies variations ouvre aux chercheurs d'aujourd'hui un vaste champ de réflexion. Les contributions ici réunies en parcourent les principaux espaces, au moyen d'approches variées et complémentaires. Divisé en trois sections, le propos s'interroge sur les modes de signification de la couleur corporelle. Puis il explore les aspects pathologiques et physiologiques des maladies, des tempéraments ou des affects "colorants" ou "décolorants", ainsi que les raisonnements tenus pour expliquer ces manifestations chromatiques. Enfin est présenté en fin d'ouvrage l'imaginaire des couleurs corporelles.

(376 p., 39 euros)

ISBN : 978-2-343-15931-7, EAN EBOOK : 9782140105692

Structures éditoriales du groupe L'Harmattan

L'Harmattan Italie
Via degli Artisti, 15
10124 Torino
harmattan.italia@gmail.com

L'Harmattan Hongrie
Kossuth l. u. 14-16.
1053 Budapest
harmattan@harmattan.hu

L'Harmattan Sénégal
10 VDN en face Mermoz
BP 45034 Dakar-Fann
senharmattan@gmail.com

L'Harmattan Cameroun
TSINGA/FECAFOOT
BP 11486 Yaoundé
inkoukam@gmail.com

L'Harmattan Burkina Faso
Achille Somé – tengnule@hotmail.fr

L'Harmattan Guinée
Almamya, rue KA 028 OKB Agency
BP 3470 Conakry
harmattanguinee@yahoo.fr

L'Harmattan RDC
185, avenue Nyangwe
Commune de Lingwala – Kinshasa
matangilamusadila@yahoo.fr

L'Harmattan Congo
67, boulevard Denis-Sassou-N'Guesso
BP 2874 Brazzaville
harmattan.congo@yahoo.fr

L'Harmattan Mali
Sirakoro-Meguetana V31
Bamako
syllaka@yahoo.fr

L'Harmattan Togo
Djidjole – Lomé
Maison Amela
face EPP BATOME
ddamela@aol.com

L'Harmattan Côte d'Ivoire
Résidence Karl – Cité des Arts
Abidjan-Cocody
03 BP 1588 Abidjan
espace_harmattan.ci@hotmail.fr

L'Harmattan Algérie
22, rue Moulay-Mohamed
31000 Oran
info2@harmattan-algerie.com

L'Harmattan Maroc
5, rue Ferrane-Kouicha, Talaâ-Elkbira
Chrableyine, Fès-Médine
30000 Fès
harmattan.maroc@gmail.com

Nos librairies en France

Librairie internationale
16, rue des Écoles – 75005 Paris
librairie.internationale@harmattan.fr
01 40 46 79 11
www.librairieharmattan.com

Librairie l'Espace Harmattan
21 bis, rue des Écoles – 75005 Paris
librairie.espace@harmattan.fr
01 43 29 49 42

Lib. sciences humaines & histoire
21, rue des Écoles – 75005 Paris
librairie.sh@harmattan.fr
01 46 34 13 71
www.librairieharmattansh.com

Lib. Méditerranée & Moyen-Orient
7, rue des Carmes – 75005 Paris
librairie.mediterranee@harmattan.fr
01 43 29 71 15

Librairie Le Lucernaire
53, rue Notre-Dame-des-Champs – 75006 Paris
librairie@lucernaire.fr
01 42 22 67 13

www.ingramcontent.com/pod-product-compliance
Lightning Source LLC
LaVergne TN
LVHW021220061026
849535LV00008B/2834
9782343187013